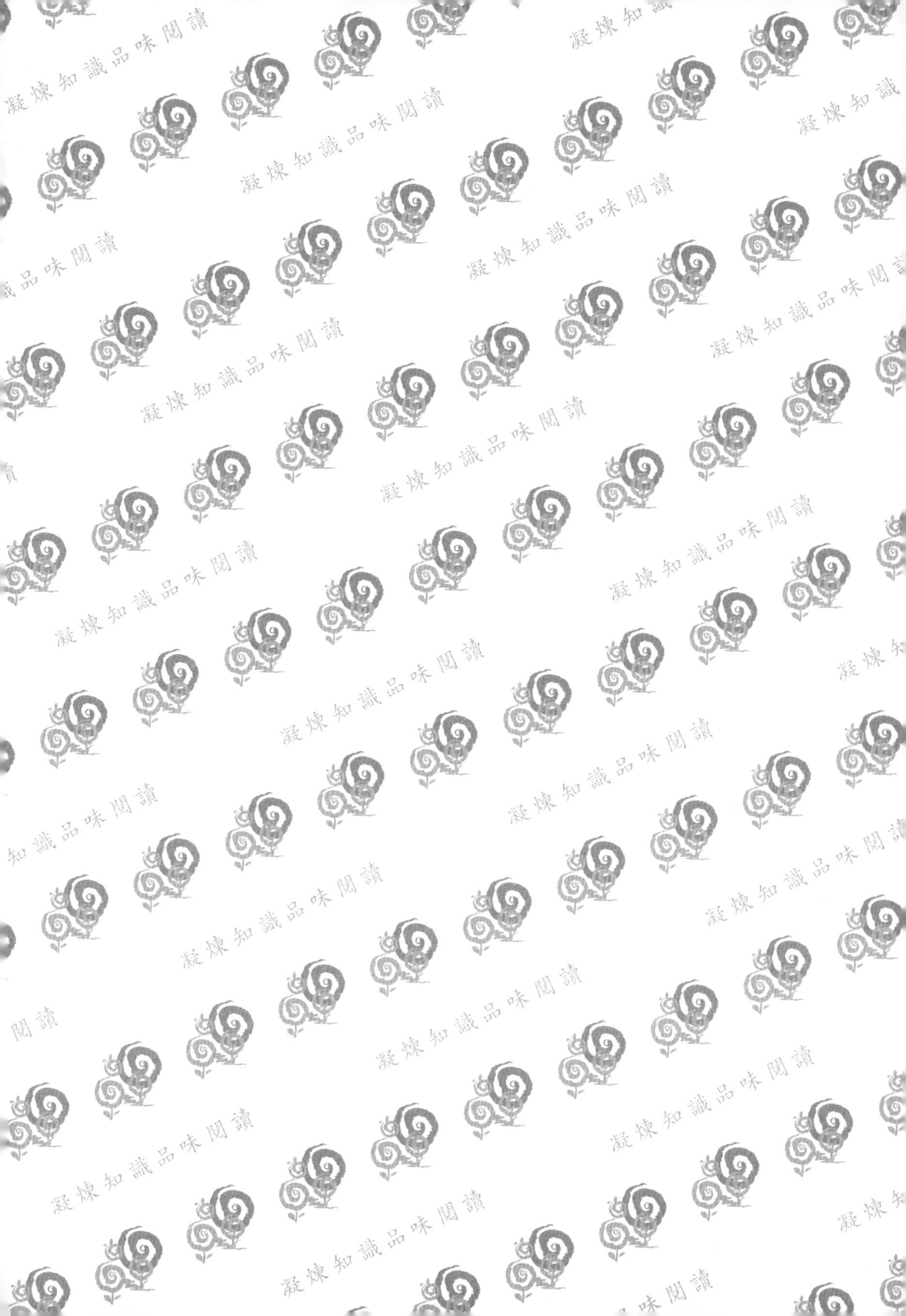

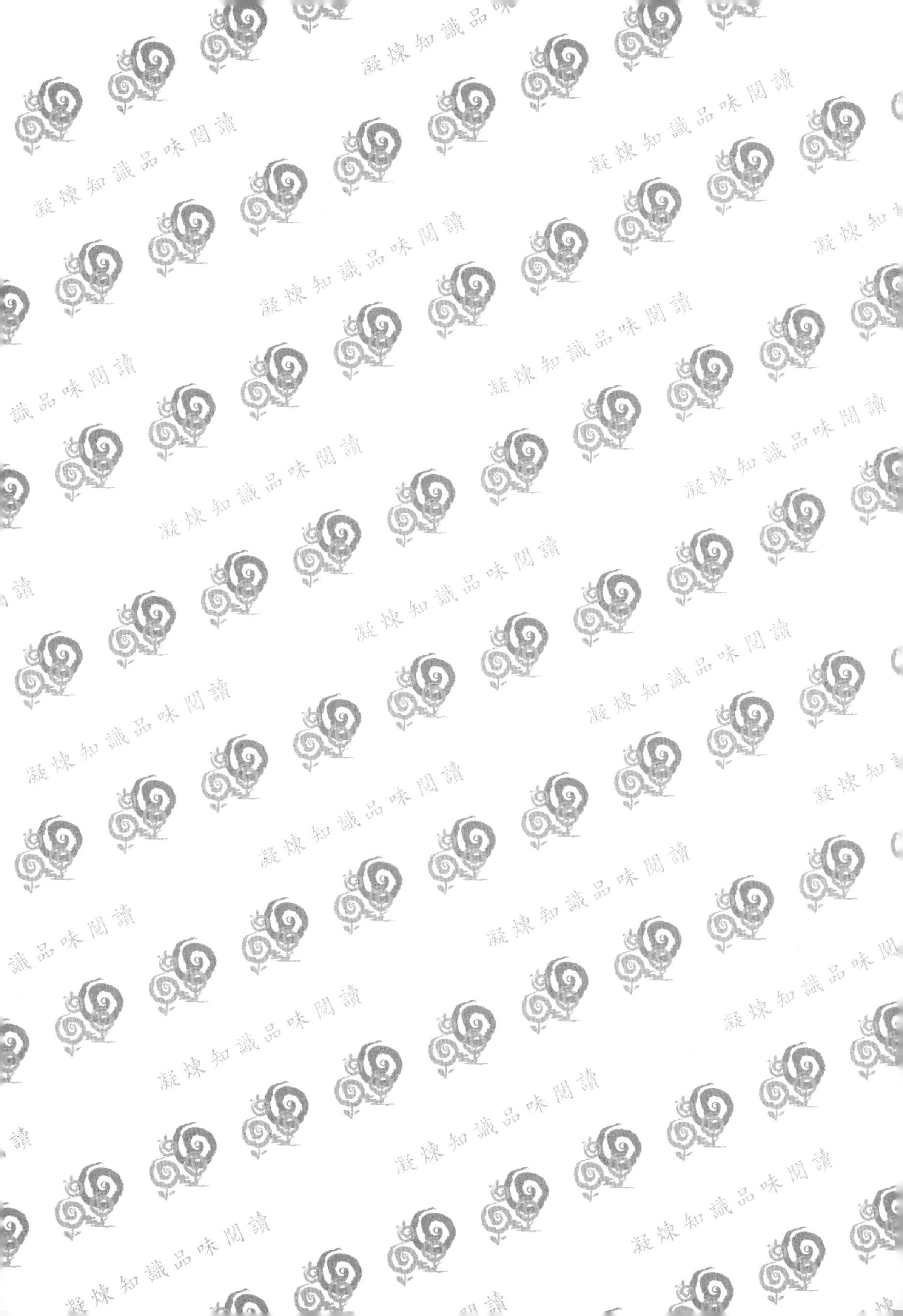
凝煉知識品味閱讀

臨床視網膜疾病學

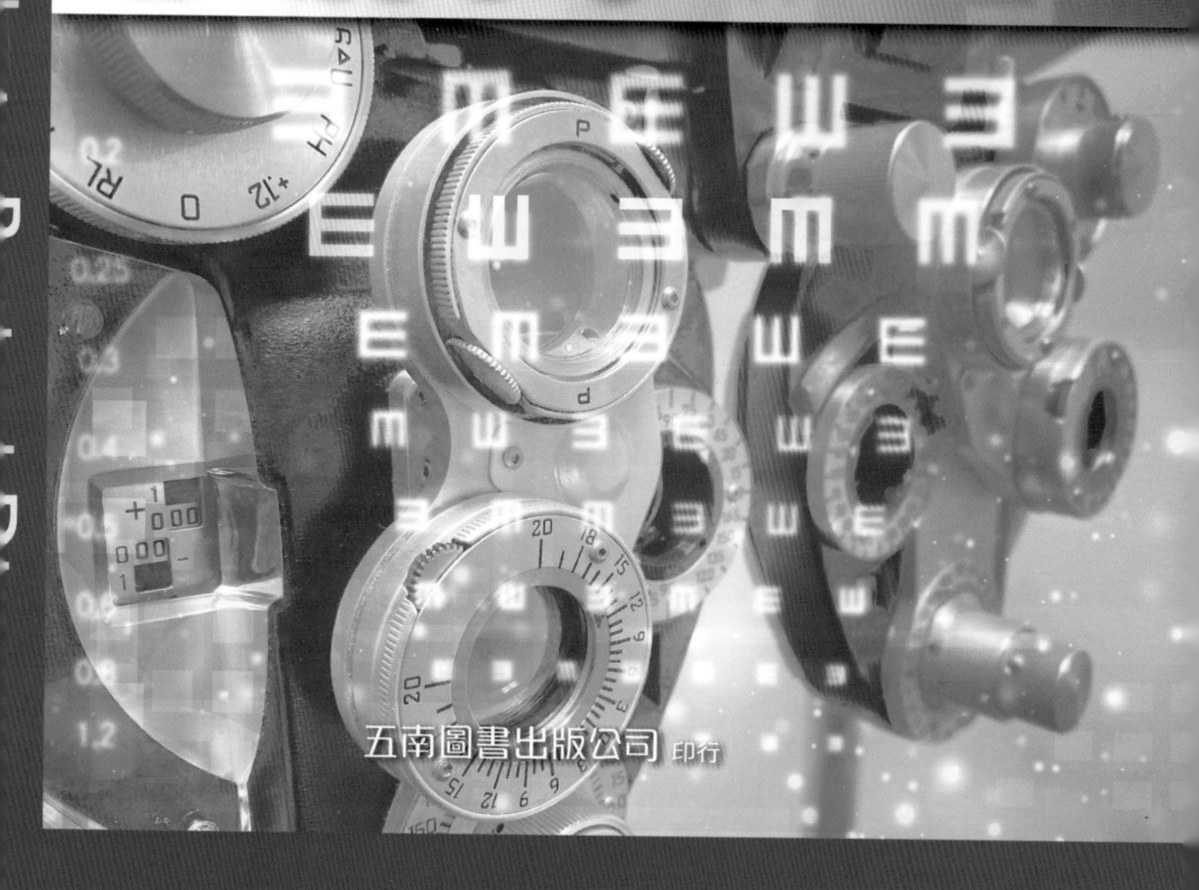

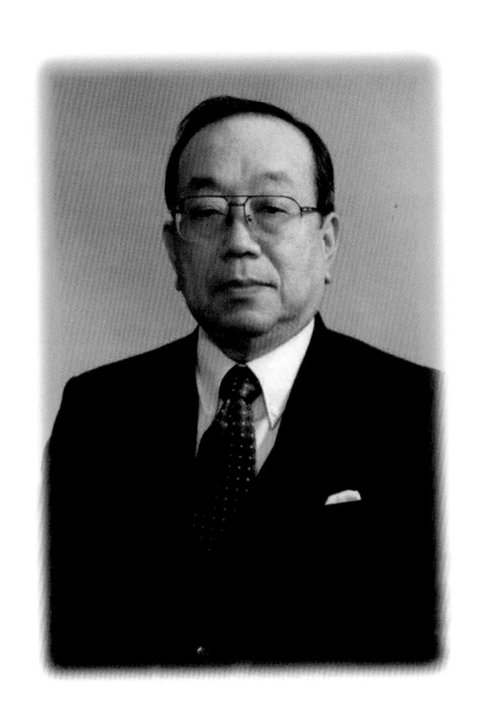

謹以此書紀念

佐々木一之教授（1935 - 2016）

國際聞名終生致力於白內障研究

臺灣民眾大型眼睛篩檢先驅

金沢医科大学眼科主任及総合医学研究所所長

仙台東北文化学園大学視覺專攻創始主導教授

序一

佐々木一之教授在中國瀋陽出生長大，父佐々木統一郎是滿洲醫科

佐々木　統一郎	滿洲國奉天市萩町二六ノ八	滿洲醫科大學眼科教室

大學的眼科主任兼教授，二戰後，1946 年也是他 12 歲時，隨所有日本人自中國東北被遣送回國，與母親回到原籍仙台投靠親戚，面對未知的將來。這段經歷與同年從臺灣被遣返日本本土的日本人一樣，其後也都是靠自己努力重啟生涯。佐々木一之學成後繼承父業，也變成眼科醫師，並成立了金澤醫科大學的眼科學系，爲其主任及教授，平日除臨床看診、執行手術外，以先進白內障研究爲國際交流重點，並與本書作者之一的鄭宏銘建立合作關係，成爲莫逆之交，他的研究團隊在日本各地、中國數處、與新加坡舉辦了與白內障相關課題的大型民眾篩檢計畫，而全盤負責眼睛檢查的就是他的大公子，也是眼科出身，本書作者之一的佐々木洋教授。

原在哈佛醫學院眼科任職的鄭宏銘，在應聘任新加坡眼睛研究所（Singapore Eye Research Institute）的研究主任（Head of Research）時，邀請了佐々木團隊到當地進行大型眼科篩檢，頗受民眾歡迎，因此鄭宏銘在返臺服務時，也如法炮製請他們到臺中、臺南、淡水各地篩檢。其中淡水成人檢查部分具有特別意義，是鄭宏銘替代他在太平洋戰爭最後一年，1945 年的 1 月 12 日戰歿的父親鄭子昌醫師爲故鄉鄉親服務，所以在 2010 那年組織並邀請佐々木團隊 9 人、臺灣本土眼科醫師 5 人，及

臺灣兩所大學視光系學生共40人，爲淡水人做了18項高科技眼病檢查。在淡水漁人碼頭的漁會內進行，參與此項義診的淡水民眾相當踴躍，也是由於蔡葉偉鎮長全力支持，加上鎮長辦公室與漁會工作人員，和幾位里長，以及淡水同濟會員們的努力協助的結果，這項工作才能在37-8℃酷暑之下順利完成。

除了篩檢結果的報告交付淡水鎮公所外，累積的數千張臺灣人眼底照片，竟可變成本書的基本資料庫，也是始料未及，但實爲極有價值的利用，這些尚未超過一個世代、分布上不可能有巨大變化的視網膜病例，也印證於2020年中山醫學大學視光系的民眾篩檢，其結果也呈現類似的病變，所以一併收入本書，再加以鄭宏銘平日在波士頓看診留存的Optomap廣角眼底照，此書所提出的各種視網膜疾病例，適合於視光眼科學生和執業人員平日學習及參考之用。

謹此爲序。

鄭宏銘
波士頓，馬薩諸塞州，美國

佐々木洋
金澤，石川縣，日本
2022年2月16日

序二

因緣際會的關係，一個教育系統畢業的人，來到視光的領域教書，體驗著視光的好與不好。2008 年，在視光系任教的第二年，學校延聘了鄭宏銘教授到系上擔任講座教授，當時鄭教授給我看了他的電腦裡面許多的眼底照片，很醫學的談著每一張照片可以看到的疾病，然後引導每一位後輩們可以著手的研究。因爲本身背景的關係，於是鄭宏銘教授就把大型的篩檢工作交到我的手上，這其中就包括我們曾經共同發表的「Myopization factors in urban elementary schools students in Taiwan. Optometry and Vision Science, 90, 400-406」以及「Characterizing vision deficits in children of an urban elementary school in Taiwan. Clinical and Experimental Optometry, 95(5), 531-537」兩篇研究報告。當時鄭教授可能不知道，我最有興趣的其實是那一大疊的眼底照片，當然還包括我們一起到盲人重建院與淡水各地篩檢的珍貴資料。

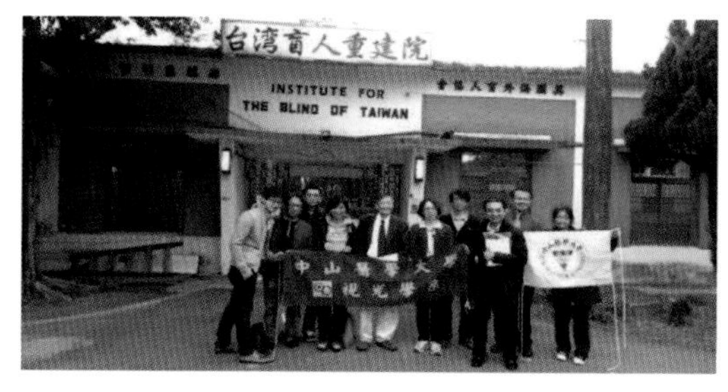

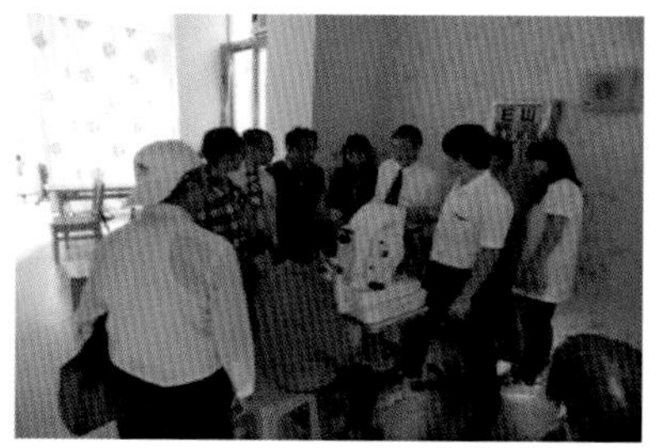

剛到視光系任教時，有一門很有趣的實驗課，由加拿大的 OD 曾善

裕老師負責教導學生檢影鏡和直接眼底鏡，當時沒有法規，我也買了一組 Keeler 有樣學樣的上著，檢影鏡好學但眼底鏡著實不容易；直到近幾年，眼底照相機愈來愈普及，許多學校視光系、眼科診所及驗光所都購置了眼底照相機。以教學一樹百穫的角度來看，學校買了眼底照相機就有義務與責任，教導學生學會對眼底照片的判讀；而在臨床上的價值，就是臨床驗光師能在第一線及早發現病患的眼睛及生理風險，透過轉診醫師診斷與治療，達到醫療早期預防的目的。

於是，在與鄭宏銘教授討論後，《臨床視網膜疾病學》這本書就在 Covid-19 疫情期間應孕而生囉！憑藉著這本書的福氣，使我再一次享受如沐春風的學習機會，希望這本書能在視光教育的荊棘道路上有所貢獻。

鄭靜瑩
中山醫學大學，臺灣
2022 年 2 月 9 日

前言

正常視覺，也就是無障礙之視覺路徑（visual pathway），乃取決於角膜、水晶體、玻璃體的清晰度，以及影像自視網膜傳達到視丘信號的完整性，一旦有缺失，視力、視野兩者或其一均會受影響。此外，當接受光源刺激的神經系統第一線視網膜發生病變時，自然會影響到視覺。

目前臺灣的視光教育除了驗光配鏡部門外，與國際教育相同，均強調基本臨床檢查視覺系統各部位的結構及功能，以確定視覺的完整性。眼前部的檢查除了觀察瞳孔反應外，重點在檢查眼角膜、水晶體和玻璃體是否清晰，如果這些介質是混濁而且已經影響到視力，其程度及原因均需查明；而視網膜檢查結果的解讀則是複雜得多，特別是其前的介質清晰度均佳，但視力或視野與正常有異時，眼底視網膜的判讀就變得極爲重要。

一般所使用檢查眼前端的光學工具，主要是裂隙燈和檢影鏡，視覺系統後端的病變多會影響到視野，在驗光所裡，可以利用面對面視野檢查（confrontational field testing）或簡易桌上型視野檢查儀做初步的判斷。臺灣的驗光師與驗光生雖亦屬醫療人員，但並無國外視光眼科醫師的診斷與治療權。這種限制出於臺灣的法規：既不能使用侵入性的眼藥如麻醉劑與散瞳劑，也不能做自主的診斷，基本上與視光教育脫節。要擴大臺灣視光執業範圍，需要驗光師／生公會與醫師／眼科各公會溝通，制定執業標準，達成共識後，在大前提爲維護國民視覺的健康之下，才能夠進一步立法。

但是除了教育之外，近年來由於高科技的發達，診斷儀器發展突飛猛進，也可能會帶動執業範圍的改變。美國一般眼科醫師因爲能夠利用 OCT（optical coherent tomography，光學相干或斷層掃描）而改變視網膜疾病的處理。當普通眼科醫師遇到嚴重威脅病人視力的問題，包括視網膜脫落、疑似眼內炎、進行中的溼性 AMD（wet age-related macular degeneration）、玻璃體視網膜需要手術，以及對藥物治療無反應的慢性 CME（cystoid macular edema 囊樣黃斑水腫）等，多半會毫不猶豫的轉診給視網膜專家。然而，隨著 OCT 的出現，許多眼科醫師現在能夠診斷和治療不太嚴重的視網膜問題。當然一般科眼科醫師在這方面能做到什麼地步是取決於他們之前在治療視網膜病變的經驗，而且不只是技術，最重要的是他們在處理此類病例時的整體舒適度（也就是基於事實的自信度）。

有的醫師在購買 OCT 時，主要目的是想要了解囊樣黃斑水腫病例的黃斑部是否也罹患有黃斑退化，但很快發現了 OCT 的其他用途，例如，檢測黃斑問題已成爲評估和治療白內障患者時，決定多焦或單焦人工水晶體（IOL, intraocular lens）的適合度。並且還經常發現玻璃體黃斑牽引、現板層孔（lamellar holes）、視網膜下積液、視神經頭端周圍盤狀（disciform）病變伴有液體滲入黃斑部、視網膜下的痣伴有視網膜下新生血管和積液，以及手術前沒有察覺到，但手術後可能會導致複雜症的其他問題。

另外的考量是，有人可能會認爲，如果更多普通科眼科醫師進行自己對視網膜問題的診斷和治療，這種趨勢是否會使他們與視網膜專家之間的關係有所改變，不過情況似乎並非如此。主要是一般科眼科是利用較新的診斷技術爲病人篩選，這樣可以避免不必要的轉診，目前的視網膜專家已經負擔過重，還在努力適應不斷增長的 AMD 患者數量，典型的視網膜專家對玻璃體內注射的病例之大量增加已經感到不勝負荷，所以對非特別必要的轉診量之減少，其實是歡迎都來不及，而且省下的時間可以用來處理難度更高的其他視網膜病例。

所以臺灣的視光產業也可以循行因科技進步引導的執業擴展化的趨勢，事實上除了裂隙燈外，購置眼底照相機和 OCT 會是下一步的進展，不但可以避免非必要的轉診，接受轉診的眼科醫師和相關科的醫師們也能專注本科專長，最重要的是病人能夠接受到最專精的視覺健康照護。

這種趨勢需要一個出發點。因此本書從加強視光界均熟悉的視網膜中央部基本臨床檢查的光學觀察與眼底攝影開始探討。當然每一位驗光師判讀眼底能力的發展，必須從學生時代臨床實習開始，繼以後續教育加強學習與看診經驗累積，原則上是與正常相比，但是正常的眼底並非人人相同，所觀察與顯示的影像和網膜反射光澤、色素上皮細胞層的深淺色和花紋，再加上在使用眼底照相時，攝影機本身或攝影情況不佳所引起的人工誤差等均有相關。因此本書特別注重判讀眼底圖的要點，希望讀者能藉此充實自己的視網膜觀察技術和知識，進而提高初步診斷及轉診訊息的準確性。

本書之寫作亦針對目前臺灣法定驗光師檢查視網膜時所受的三大限制，並探討合理合法對策：(1) 無診斷權，但有轉診疑似病症的責任，因此需要了解何爲適時轉診；(2) 無藥物使用權，包括診斷用眼藥，如麻醉劑與散瞳劑，但散瞳有時並非絕對必要，因此要善用不需藥物之儀器；(3) 獨立驗光所的儀器設備無法與大型眼科醫院及醫學中心眼科競爭，因此執業重點是第一輪視覺保健（primary eye care）。但是目前人工智能的發展突飛猛進，視光產業如果能夠跟進，在加強診斷能力上會是一個重大突破，值得注意。

目錄

第1章 散瞳與否在視網膜檢查的考量

光學檢查視網膜的技術均各有長處，當然也有共同的限制；其中瞳孔的大小是蠻重要的關鍵，瞳孔在低光度眼睛檢查時需至少3-4mm，但是老年人和嬰兒的瞳孔小，臨床上比較無法進行詳細的視網膜檢查。然而散瞳也有散瞳的要領，而且並非每個病人都適合，如少數隅角極爲狹窄或者是高原性虹彩（plateau iris）的病人就不適合進行散瞳檢查，以免引發急性青光眼，基本上散瞳與否實際上還是應該按照臨床的需要而定。

第一節　視網膜檢查

近年來眼底影像科技發展訊速，目前已可在不需要散瞳的情況下，短時間內拍攝到廣角的眼底圖，例如 Optos 公司出品的 Optomap[1]，該產品就是在未散瞳的情況下可以在 0.5 秒內拍攝到 120° 左右的廣角眼底圖，相等於病人經過散瞳檢查。透過處理與計算，過濾紅光評估視網膜、過濾綠光評估視網膜色素上皮細胞層，以及拍攝來自神經纖維層之自動螢光影像，病人眼底有無病

1 https://www.optos.com/

變，受過訓練的臨床專業人員就能一目了然的了解病人的病況。

因臺灣的驗光人員不能為病患進行散瞳檢查，除了使用超高階的 Optomap 設備外，也有較廉價的變通方法，其一就是利用免散瞳眼底攝影機。這種照相機有 45° 的視界，可以同時看到視盤、黃斑部，以及主要的血管系統。攝影最大的優點是照片可以仔細觀察，不需靠記憶或草繪，並且永久的存檔有利於追蹤病情進展或治療效果。這種攝影法是使用紅外光聚焦於眼底，瞳孔並不會收縮，然後再瞬間閃光拍攝彩色眼底照片。由於眼睛無法感知紅外光，與間接檢眼鏡（BIO, binocular indirect ophthalmoscope）中長時間使用白亮光的眼底檢查相比，即使免散瞳攝影使用了閃光燈，對於患者來說還是較為舒適。

如果不能執行散瞳，又沒有裝備上述高端儀器的驗光所，需要注意的是邊緣視網膜的病變無法在病患本身未察覺之前觀察得到，可能會錯失預防或是治療病變的重要時機，在本書第六章將會有詳細討論。檢查視網膜，光學法及攝影是主流作業，但還有其他幾種方法，分別簡單介紹如次：

一、超音波 B 掃描

超音波 B 掃描是一種用於檢查眼睛內部結構的儀器，可以清楚看到患者的視網膜或其他內部結構。通過超音波 B 掃描可以看到眼睛的橫截面，還可用於定位和追蹤癌性腫瘤和其他異常情況。但是在有些情況下，即使散瞳，超音波 B 掃描也不一定能觀察到視網膜的問題，例如眼出血、高度白內障、角膜混濁或病變；超音波 B 掃描患者時，可以請患者斜靠在檢查椅上，檢查人員將探測頭（probe）置於抹有潤滑液的眼皮表面並略爲移動，或者請病人轉動眼球以查看眼後部，探測頭可同時攝影留下記錄。

二、超音波 A 掃描

類似於超音波 B 掃描機，超音波 A 掃描也是超聲波測量的一種，進行 A 掃描前，需點用眼角膜痲醉劑。B 掃描提供了眼睛横截面的視圖，而 A 掃描提供了媒介體的一度空間圖，可以用來計算眼內病變的大小，例如視網膜剝落的程度。

三、螢光素血管造影

螢光素血管造影（FA, fluorescein angiography）是用於診斷和監測糖尿病視網膜病變和黃斑變性的常用測試法。螢光素血管造影使用特殊的相機，拍攝視網膜一系列的照片後傳輸到電腦中，眼科醫師可以檢視視網膜隨時間改變的系列圖。螢光素血管造影檢查需要散瞳，然後在病人的手臂上注射植物染料（螢光素），染料通過靜脈進入全身循環的動脈系統。當染料通過視網膜血管時，臨床人員及時使用特殊相機拍攝大約兩打視網膜照片。該測試的主要目的是揭示視網膜內血管的狀況，如果視網膜中的血管異常，照片會顯示染料滲入視網膜或染色血管，視網膜下方的內膜受損或視網膜下方異常的新生新血管外觀也可能出現，這些異常的位置可由眼科醫師仔細判讀螢光素血管造影來確定。

螢光素血管造影是存在一些風險，但測試的益處壓倒性地超過了這些風險。注射染料後，病人的皮膚可能會在幾個小時內變黃。當染料被腎臟過濾排出身體時，這種顏色就會消失。因爲染料會被腎臟去除，所以病人的尿液會在測試後長達 48 小時內變成亮黃色；有些病人在過程中可能會感到輕微的噁心，但這通常會在幾秒鐘內消失。如果染料在注射過程中從脆弱的靜脈中滲出，可能會出現局部灼傷和皮膚發黃，這種熱感通常只持續幾分鐘，且色素會在幾天內消失。對螢光素染料的過敏反應很少見，如果發生，可能會導致皮疹和瘙癢；通常是用口服或注射抗組織胺藥治療，具體上是取決於症狀的嚴重程度。有極少數病例可能會發生嚴重的過敏反應（allergic reaction）並危及生命，不過非常罕見。

四、視網膜光學相干／同調掃瞄

基本視網膜光學相干／同調掃瞄（OCT, optical coherent tomography）可提供患者視神經的圖形和統計視圖，除了可以用於診斷青光眼外，比較高端的 OCT 可稱爲神經纖維層分析儀（nerve fiber layer analyzer），神經纖維層分析儀還可以提供臨床專業人員對黃斑裂孔和黃斑水腫的清晰解讀。OCT 眼底攝影測試過程非常簡短而且無痛，病人在依病情需要的散瞳後坐在攝像頭前，臨床人員會提供簡單的指令，患者只需注視相機內的固定視標燈即可，每次掃描大約 3-5 分鐘，且隨著科技的進步，檢查時間也愈來愈短。最新的技術 OCT-A（OCT-Angiography），能夠顯示視網膜和視網膜色素上皮層（RPE, retinal pigment epithelium）的血管圖形，對視網膜疾病的管理有莫大的幫助。

五、視野測試（visual field testing）

視野是人的眼睛注視在一個中心點上時所能看到的整個區域，

它包括中央和周邊（側面）視覺；雖然視野測試主要用於監測青光眼，但測試中央視力對於有黃斑變性風險的患者尤爲重要。此外，該測試也可以監測黃斑和視神經頭端水腫的狀況，因爲患者本人並不容易發現或檢測到他們自己本身視野的細微變化，由於一隻眼睛常會補償另一隻眼睛的視野損失。這種補償是視野檢查時，需要對每隻眼睛分別進行視野測試的原因之一。大多數視野測試均使用計算機化的機器，要求患者注視大圓頂區域中間的固定點後，計算機程序會在圓頂區域表面的不同位置閃爍小燈。當患者直視前方時，若可以看到周邊視覺中的小燈時，會被要求按一下按鈕。計算機總結患者的反應並呈現出患者視野的圖形解釋。一次性的視野測試對於識別視野喪失非常有幫助，而多年且連續性的視野測試可以讓眼科醫師評估視野喪失是穩定的還是惡化中。視野測試通常需要 20 到 45 分鐘，具體取決於醫師要求的測試級別。

第二節　散瞳的風險分析

在臺灣，以阿托品眼藥水治療學童近視已經行之有年，但鮮少有急性閉角青光眼或眼壓升高的案例之報導。國外有發現一名 56 歲女性[2]與一名 6 歲男童[3]因點用環戊醇胺酯（cyclopentolate）而引起短期精神迷亂的病例，但都是鳳毛麟角的案例且也無長期的後遺症，極少或幾乎沒有眼科臨床人員遇見過。至於一般成人接受散瞳

2 https://pubmed.ncbi.nlm.nih.gov/12781295/

3 https://www.ncbi.nlm.nih.gov/pmc/articles/PMC4921337/

後的影響，根據新加坡 Wang Tien-yin 教授以本身研究並整理各國相關的資料報告如下[4]：

非眼科醫師通常也使用眼底鏡來篩檢糖尿病視網膜病變。一般來說，透過散瞳的眼底鏡檢查，檢測糖尿病視網膜病變之靈敏度是未散瞳檢測的靈敏度的兩倍，但調查發現，250 全科醫師中只有一人定期執行散瞳，即使在評估糖尿病眼病高危患者時也是如此。不散瞳的一個常見原因是擔心誘發急性閉角型青光眼（acute angle-closure glaucoma）症狀如眼睛紅痛、視力模糊、噁心和嘔吐，但這種風險有多大呢？

大型的人體試驗研究顯示這種風險極低，在鹿特丹對 6,760 位病人的調查研究中[5]，所有 55 歲以上的參與者常規使用散瞳眼藥水時，僅導致兩人（0.03%）發生急性閉角型青光眼。而巴爾的摩眼科調查4,870位病人中沒有發生急性青光眼的病例[6]。在澳大利亞，對 3,654 人進行的藍山眼科研究也沒有發現因常規瞳孔放大而導致的急性閉角型青光眼病例[7]。儘管有些病例可能會因爲參與者在瞳孔放大的效力消失之前沒有受到監測而被遺漏，但所有三項研究的作者們都認爲這是極不可能的。所有研究的參與病人都得到明確的指示，如果出現急性青光眼的症狀，應立即聯繫研究人員或醫師，事實上是有收到一些輕微眼睛刺激的報告，但除了鹿特丹研究中的兩個案例，沒有發現是由急性閉角型青光眼引起的問題；與研究區域

---

4 原文見 https://www.ncbi.nlm.nih.gov/pmc/articles/PMC1325111/

5 https://www.ncbi.nlm.nih.gov/pmc/articles/PMC2071967/

6 https://jamanetwork.com/journals/jamaophthalmology/article-abstract/639214

7 https://pubmed.ncbi.nlm.nih.gov/26383995/

的醫師和眼科醫師交叉檢查，也沒有發現研究參與者有任何額外的散瞳引起的急性青光眼病例。

有一項系統性的研究報告聲稱，在點用散瞳眼藥水的 600,000 人中，估計有 33（0.006%）人發生急性閉角型青光眼，估計風險爲 20,000 分之一；同一研究發現，在近 4,000 人的研究中使用 Tropicamide 後，沒有人因瞳孔放大而發展爲急性青光眼[8]。我們從已發表的文獻中了解到，只有兩例 Tropicamide 誘發的閉鎖型青光眼。因此，這些研究將藥理學瞳孔放大引起的急性隅角閉鎖型青光眼的風險，設定爲普通人群中每 20,000 人中 1 至 6 人。即使在傳統的高危人群中，使用散瞳眼藥水誘發急性青光眼的風險也非常低。再者，在涉及 1,000 多名慢性隅角開放型青光眼患者的 13 項研究中，沒有病人在散瞳後發展爲急性青光眼（0%）。在鹿特丹的研究中[5]，裂隙燈檢查前房有高原性虹膜的 149 名受試者中僅有 1 名（0.7%）在散瞳後發展爲急性青光眼，而在巴爾的摩眼科調查中[6]。眼科醫師確定所有 38 名受試者都有可能發生眼隅角阻塞（angle closure），儘管其中 10 名在散瞳前接受了激光虹膜切開術（laser iridotomy），但都沒有發生意外。這兩項研究還發現，具有隅角開放型青光眼病史或前房平坦的患者，散瞳後發生急性閉角型青光眼的機率亦極低（< 1%）。這兩項研究的作者都建議，在臨床的醫療單位或是醫事機構中，如果出現急性青光眼的症狀，臨床人員需警告患者立即尋求眼科醫師的治療，這比篩檢潛在的閉鎖性隅角更有效。

---

8 https://www.researchgate.net/publication/12216647_Mydriasis_and_glaucoma_Exploding_the_myth_A_systematic_review

已發表的亞洲大型的人體試驗研究數據甚少，臨床上，亞洲人的眼隅角閉合的風險似乎較高，但一項對 1,232 名新加坡華人的研究顯示，在散瞳後並沒有人患上急性青光眼，所以華裔亞洲人的風險亦低於 1:1,000；另一項 2,400 名的馬來新加坡人研究中，僅一名參與者患上了急性青光眼，所以馬來亞裔中的風險爲 2,400 分之一。

整體而言，瞳孔放大不太可能導致急性青光眼，此一推論有很好的病理生理學原因。瞳孔阻滯（pupillary block）是隅角閉合的潛在機制，多發生在瞳孔處於中度擴張而不是完全擴張的位置。事實上，在昏暗環境中，瞳孔是處於中間擴張位置，但矛盾的是，在黑暗的房間裡，比起滴散瞳的眼藥水更加容易誘發急性青光眼。瞳孔放大對於徹底的眼底鏡檢查很重要，常規使用散瞳劑誘發急性閉鎖型青光眼的風險接近於零。Tropicamide 0.5% 是用於初級眼睛保健檢查時的高安全性藥物，誘發急性閉鎖型青光眼的機率極低，病人和醫師都可以放心。

第三節　散瞳滴劑

散瞳劑有很多種類，一般來說，Tropicamide 最是安全。Tropicamide 在檢查前 15-20 分鐘點 1-2 滴（0.5%）；可以每 30 分鐘重複一次（Pro re nata，PRN 視需要），因爲眼睛色素極濃的病人可能需要更大的劑量。Cyclopentolate（環戊醇）點 1 滴 1%，然後在 5 分鐘內再點一滴；重色素虹膜中的病人可以用 2% 溶液，其間可以觀察病人的精神狀態。Atropine（阿托品）1% 溶液，檢查前 1 小時點 1-2 滴。Homatropine 在檢查前立即點 1 滴 2% 液，以 10 分鐘間隔重複，依散瞳狀態決定（PRN）。交感神經激動劑 Phenylephrine（去氧腎上腺素），點 1 滴 2.5% 或 10% 溶液，可在 10-60 分鐘內重複（PRN）。副交感神經拮抗劑，作用於麻痺虹膜環狀肌（瞳孔散大）和睫狀肌（調節功能喪失）。

第2章　低科技視網膜觀察

觀察視網膜是眼科及驗光師檢查眼睛過程中非常重要的一環，成本較低的基本工具是手持眼底鏡（hand-held ophthalmoscope）、能看 3D 視盤深度的間接雙眼眼底鏡（indirect binocular ophthalmoscope），以及可以架設於裂隙燈上進行觀察或診斷用的沃克聚光鏡片（Volk lens）。以上觀測結果均可以手繪眼底圖記錄；但是因爲上述的檢查方式需常常練習，並實地操作增加實務經驗，以下的文字描寫僅爲參考之用，練成一身功夫還是得靠實際努力操作才能獲得，這就是臨床工作珍貴的地方。

第一節　歷史緣由

眼底檢眼鏡（ophthalmoscope）通常被認爲是由德國生理學家赫爾曼．馮．亥姆霍茲（Hermann von Helmholtz）於 1851 年發明的，但有些歷史文獻也歸功於英國數學家和發明家查爾斯．巴貝奇（Charles Babbage），他於 1847 年開發了一種被認爲類似於眼底檢眼鏡的儀器，因此眼底檢眼鏡成爲後來各種內視鏡檢查（endoscopy）的基本模式。其裝置是由一束強光通過小鏡子或棱鏡射入眼睛，光線通過眼底檢眼鏡上的一個小孔，從視網膜反射回來，檢查者通過小孔可以看到眼睛後部結構的非立體放大圖像，包括視盤、視網膜、視網膜血管、黃斑和脈絡膜。

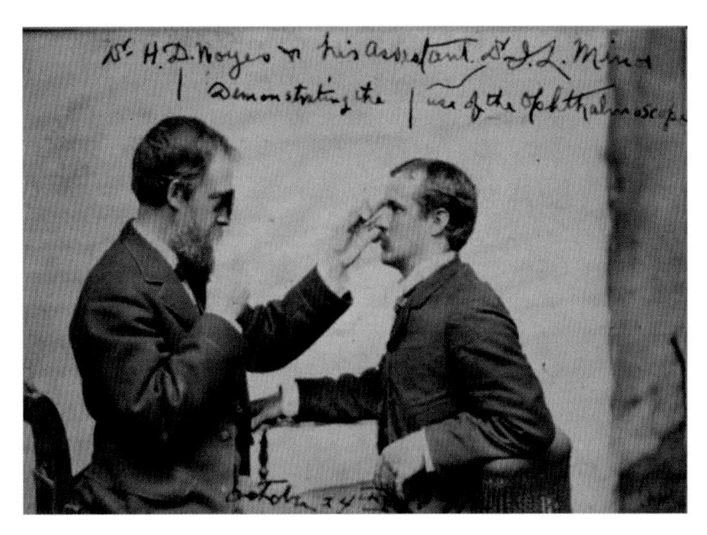

Dr. H.D. Noyes（左）及助手 Dr. J.L. Minor（右）示範眼底鏡的使用法。約 1850 年代攝影。

圖片來源：US National Library of Medicine

1852 年，Christian Ruete 發明了間接眼底鏡，與亥姆霍茲發明的眼底檢眼鏡不同，間接眼底鏡在觀察者的眼睛和被檢查的眼睛之間加入凸透鏡，觀察到的視網膜圖像是倒轉的。而雙眼間接眼底鏡是由法國人 Felix Giraud-Teulon 於 1861 年發明，它使用實心菱形棱鏡來分割圖像，並具有固定的瞳距，這些工具都可手持，當時同時也用作油燈或煤氣燈的光源。使用上也具有一定的困難度，而這樣的難度在 1947 年透過 Charles Schepens 大師（1912-2006）的設計得以解決。如今，每位執業眼科醫師都能使用雙眼間接檢眼鏡來檢查病人。

第二節　手持式直接眼底檢眼鏡與操作方法

一、手持式直接眼底檢眼鏡構造

手持式直接眼底檢眼鏡分爲簡單手持式及 PanOptic 兩種，PanOptic 是 Welch-Allyn 公司擁有專利的 Axial PointSource ™光學的出品，據稱可以輕鬆進入未散瞳的瞳孔，提供 25° 的視野，從而使檢查者在未散瞳的眼睛中看到的眼底視野，且比使用標準眼底鏡看到的大 5 倍，但是一般使用的還是簡單式的手持眼底檢眼鏡，基本的構造有：

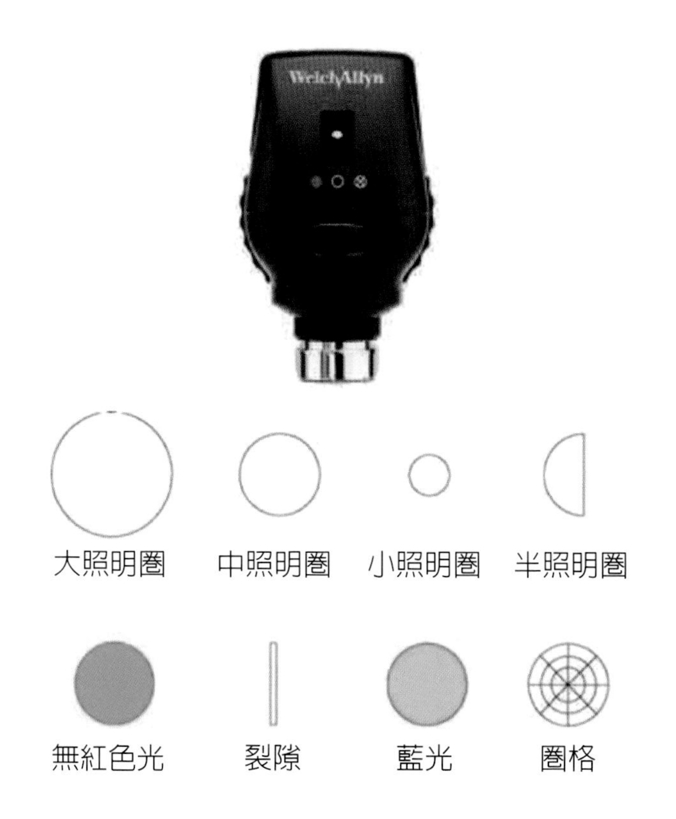
WelchAllyn
大照明圈
中照明圈
小照明圈
半照明圈
無紅色光
裂隙
藍光
圈格

1. 光圈大小：前圖中，大、中、小照明圈光源乃根據瞳孔擴張的程度進行調整，眼底檢眼鏡通常有 2 或 3 種尺寸的照明光可供使用，當瞳孔非常小的時候使用小燈（即在光線充足的房間，不散瞳的情況下）；如果使用散瞳劑，大燈最合適，最常見的檢查環境是在暗室、無散瞳的情況下使用中照明燈。

2. 半光：半光的使用時機，比較常見的如，瞳孔被白內障部分遮擋，則可以使用半圓形的光線，使光線僅通過瞳孔的清晰部分，以避免其他光線不必要的反射與散射。

3. 無紅色光：無紅色光可提高影像的對比度，此設置會使視網膜看起來是黑白色，讓檢查者能更詳細地觀察視網膜上的血管和出血情況。

4. 裂隙光束：裂隙光束用於檢查角膜、水晶體和視網膜的輪廓異常。

5. 藍光：有些眼底檢眼鏡有藍光設置，可以用來觀察螢光染色後的角膜擦傷和潰瘍。

6. 網格：網格應用於粗略估計視網膜病變之間的相對距離，與檢查者的經驗值有很大的相關。

二、手持式直接眼底檢眼鏡操作方法

手持式直接眼底檢眼鏡操作前，可將房間光線降低或變暗，讓患者盡可能的注視房間內的同一點，此舉有助於維持瞳孔放大度。用手將瞄準鏡楔入臉頰，然後頭部、手部，與瞄準鏡應該作爲一個整體進行移動。用右手和右眼看病人的右眼（如果使用 PanOptic，則不太重要），透過眼底檢眼鏡看，如果檢查者是近視並且已摘下眼鏡，可能需要將調焦輪朝負 / 紅色的方向調整，直到在遠處看到的東西對焦。將眼底檢眼鏡從中心對準 15° 並尋找紅色反射，檢查者只需跟隨紅色反射進入受檢者的眼睛內部直到能看到視網膜；如果因位置移動而失去紅色反射，可以重複尋找。使用手持式直接眼底檢眼鏡時，應該「旋轉」眼底檢眼鏡，移動身體使其向上、向下、向左和向右傾斜。如果使用 PanOptic，可以稍微「旋轉」或讓患者抬頭即可。移動身體使眼底檢眼鏡向上，這樣就能看到上層視網膜，向下時可看到下層視網膜，內側看到內側，外側看到外側，最後再看黃斑，正常情況下可以看到視網上的黃斑部、中心凹、動脈、靜脈、視杯、視盤。

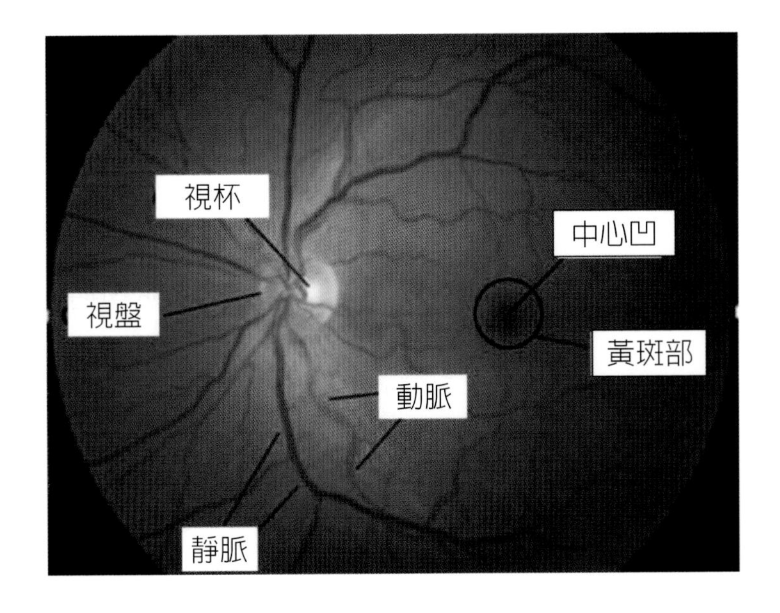

三、手持式直接眼底檢眼鏡練習要點

病患與檢查者的頭部最好能處於面對面互相對看的位置，檢查者的觀察眼愈靠近病患的受檢眼愈好，就像是從鑰匙孔窺視門後物件一樣。開始時，先隔一小段距離，檢查者的右眼觀察病人的右眼，左眼觀察左眼；用眼底鏡尋找病患瞳孔的橘紅色反射光，找到後再循反射光接近病人；請病患直視前方，檢查者自病患耳側 30° 左右移動至鼻側方向，先找到視盤（即盲點，不受光的刺激）。要記得一點：視網膜血管均源自視盤，可據此追蹤，並分成上、下、鼻、顳四個方位進行檢查，最後查看黃斑部。

有些病患甚至是醫師本人不願意兩人距離太近，這種情況下，可以利用雙眼的間接眼底鏡（BIO, binocular indirect ophthalmoscope）的 +20D 聚焦鏡（見下節），放在離病人眼睛前約 3-4 公分處，然後用手持眼底鏡（或智慧手機）觀察視網膜。

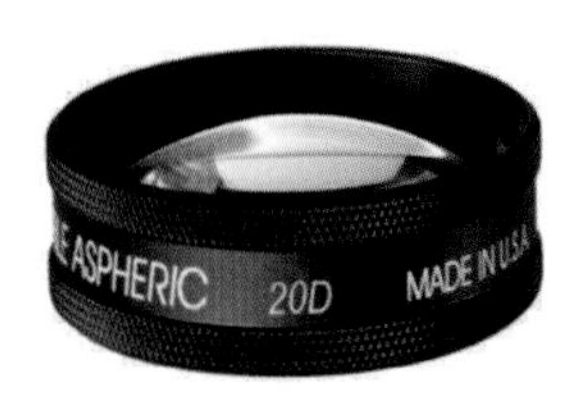

+20D BIO 聚焦凸透鏡可與手持式眼底鏡或智慧型手機共用

四、手持式直接眼底檢眼鏡的優缺點

（一）優點

1. 能夠放大眼後端實像 15 倍，讓檢查者可以察覺視網膜上的微小變化，例如靜脈搏動和循環系統異常。

2. 方便攜帶，可以放在醫師或驗光師白袍的口袋中。

3. 成本低。

4. 是檢查重症患者，特別是臥床行動不便病人眼底最實用的工具。

5. 可用於檢查低幅度眼球震顫和微小的視覺注視點偏差的情況。

6. 在急診室主訴頭痛的病人，這項工具絕不可少，因爲如果發現視盤腫脹，即能立刻分辨這種病人除主訴的頭痛外，還有更嚴重的病因。

（二）缺點

不過手持式直接眼底檢眼鏡在未散瞳的情況下確實比較難掌握，病人瞳孔最少要大於 3mm 才能進行，而且臨床醫師與驗光師需要常練習才能達到檢測眼底所需要的熟練度。再者，直接眼底鏡僅有 5° 視界，委實太小，因而臨床醫師與驗光師不容易同時聯繫視盤和視網膜之間的所有相關細節，需輔以其他測試以求正解。散瞳檢查固然理想，但一般需要等待至少半小時才能開始檢查，在忙碌的診所醫院中，還不如採用其他方法，如間接雙眼眼底鏡檢查。

第三節　雙眼間接眼底鏡與操作方法

一、雙眼間接眼底鏡構造

雙眼間接眼底鏡（BIO, binocular indirect ophthalmoscope）設備由頭帶、雙目鏡片（附設鏡子）和光源組成。檢查者透過頭帶來佩戴該設備，雙目鏡片對好位置直接位於眼睛前方，光源則位於檢查者鼻樑上方的兩眼之間。設備中的鏡子可將反射回檢查者的光分開，因此可以將圖像呈現至檢查者的兩眼。

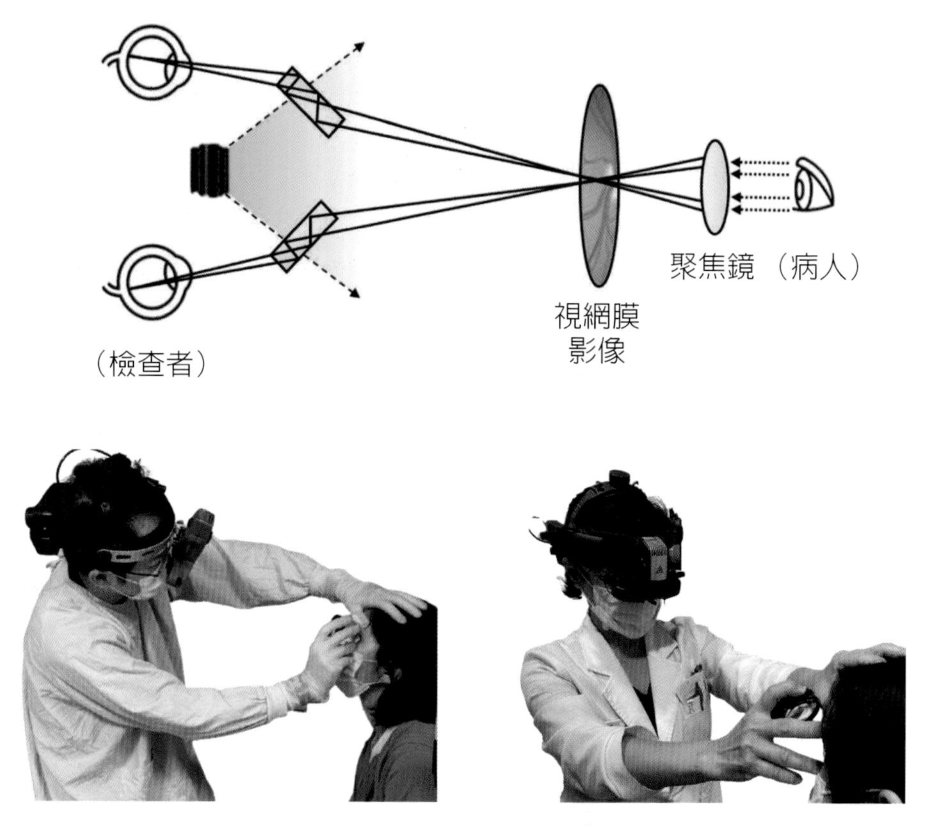

圖片來源：自行拍攝與自行繪製（上：張鈺雯驗光師繪製、左：許閔彥醫師提供、右：林芮安醫師提供）

在使用過程中，檢查者手持一個「聚焦鏡」，將聚焦鏡置於患者眼睛前方數英寸處，因爲光線由於角膜的折射力而發散，而聚焦鏡片的目的則是「收集」從患者眼睛發出的光線，該鏡頭在手持聚焦鏡前（也就是朝向檢查者的一側）呈現眞實的水平和垂直倒置圖像。聚焦鏡的倍率決定了三件事：觀看距離、放大倍數和視野，使用的典型聚焦鏡的範圍爲 +14D 至 +30D。檢查者選用聚焦鏡的原則是，使用高度數的鏡片時，放大率會減少，而可觀察到的視野會擴大；反過來說，低度數（即 +14D 至 +18D）的聚焦鏡可提供高放大倍率，但視野則相對減小，要注意的是如果用低於約 +20D 的鏡片時，以小指定位的手持鏡片的位置需要離患者眼睛稍遠，這對某些手指略短的檢查者來說可能很困難。視網膜專科醫師也可以依需要如雷射手術等，挑選使用許多不同類型的鏡片，非球面鏡片則是一般檢查眼底時通用的多用途鏡片。

具體雙眼間接眼底鏡所需要的放大倍數可粗略地由「60÷ 鏡片度數」決定。因此，+20D 鏡頭的放大倍率爲 60/20 = 3X。+20D 鏡片是檢查成人時，雙眼間接眼底鏡最常用的聚焦鏡片，而對於早產兒視網膜病變的檢查，首選則是 +28D 鏡片。

此外，BIO 設備可能包括過濾器，可降低進入患者眼睛的光線強度。黃色濾光片可以爲患者的視網膜提供保護或爲患者提供舒適感；紅色濾光片可用於查看血液、膜、新生血管、視網膜神經纖維層缺陷，並可突顯出視網膜的白色部分（如果存在的話，稱爲 WsP, white without pressure，見第六章）；鈷藍濾光片可用於在螢光血管造影後，可更清晰地查看眼睛，並可用於進行螢光血管相關的檢查（在患者靜脈注射螢光素鈉後，用藍色濾光片對周邊視網膜進行雙眼間接眼底鏡的檢查，以尋找周邊新血管）。

二、雙眼間接眼底鏡檢查的技巧

1. 戴上頭戴式眼底鏡後，調整頭帶直至檢查者覺得穩定與舒適。

2. 調整瞳距。

3. 檢查照明強度：通常從較低的照度開始，然後根據需要和患者的耐受性緩慢增加照度。

4. 檢查正確的高度與距離：檢查者可以透過伸展手臂或看牆來完成確認。

5. 如果需要，可使用過濾器。

6. 病人定位：請患者處於坐姿，頭部微微仰起直接向上看。

7. 檢查者定位：首先，檢查者應站在患者一側，依患者的高度略做俯身與蹲姿的動作；將手持鏡頭與患者眼睛保持大約 2 英寸的距離，將其移近或移遠以聚焦和優化清晰度。

8. 檢查過程的調整：檢查者可透過傾斜頭部並在患者周圍移動來旋轉視野，以查看患者視網膜的不同部位。再者，檢查者可指導患者盡可能的看到其視力範圍極限。要注意的是，因爲光線太亮，如果在 BIO 開始時就檢查黃斑，患者對於檢查時的依從性可能會大大減少，建議在檢查的最後才檢查黃斑部。

三、雙眼間接眼底鏡檢查與鞏膜扣壓

鞏膜扣壓（scleral depression）是用在雙眼間接眼底鏡的檢查中，將鞏膜扣壓指具套在右手或左手的食指上（另一手拿間接眼底鏡的 lens）是金屬白銀色的微彎的桿子，前端有一小小的丁字形橫條（下圖），一般是點麻藥後伸入上下左右的結膜穹窿（fornix）

往下壓迫結膜及鞏膜，這個時候在間接眼底鏡下就可以更周邊靠近平坦部（pars plana）的視網膜推近中心，可增加檢查者對視網膜和玻璃體的動態觀察，之前在眼科都是例行的周邊視網膜病變的基本檢查。近年來由於視網膜科的醫師將打雷射的全視網膜鏡在細隙燈下用來例行的周邊眼底的檢查，而較少使用間接眼底鏡，所以用到這個鞏膜扣壓指具的機會就更少了。

使用時，將鞏膜壓下器放在鞏膜上（直接在眼球上或在覆蓋眼球的眼瞼上），並施加溫和的壓力，將鞏膜和視網膜推入檢查者的視野中。對檢查者而言，鞏膜扣壓會在壓低點（凸點）處產生抬高作用，這樣可以看到更多的眼底外圍。間接眼底鏡配合鞏膜扣壓也是檢查病人主訴有閃光、飛蚊症，或懷疑有周圍視網膜異常（如撕裂或剝離）風險患者的有用方法。當患者有高危險症狀時，絕對需以鞏膜扣壓板進行檢查，才能完整觀察視網膜。

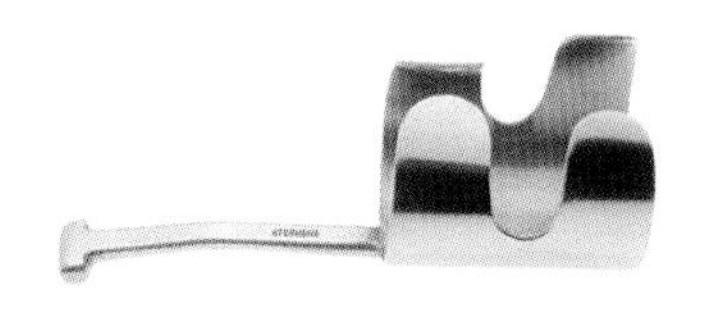

第四節　裂隙燈間接眼底鏡檢查術

Volk 公司於 70 年代開始開發應用於間接眼底鏡的凸透鏡（眼底鏡，Fundus Lens），但直到 1980 年代初，眼科醫師才開始在裂隙燈中使用 Fundus Lens，或稱 Volk Lens。裂隙燈間接眼底鏡的使用曾經是一項專業技術，現在是一種越來越流行的眼底鏡檢查模式，因爲不需要散瞳，該技術現在也應該成爲驗光師常規眼睛內部結構檢查的重要部分。Fundus Lens 爲檢查者提供了許多好處，一旦掌握，幾乎沒有缺點。臺灣臨床眼科界應該鼓勵不熟悉該技術的從業者運用於所有病人（尤其是那些本來瞳孔就是較大的患者），在符合常規的標準檢查程序中一起執行。要注意的是 Fundus Lens 是正鏡頭，因此觀察到的影像是倒置而且是橫向倒轉，初始時需要多一點思索，但是習慣成自然，不會是什麼問題。

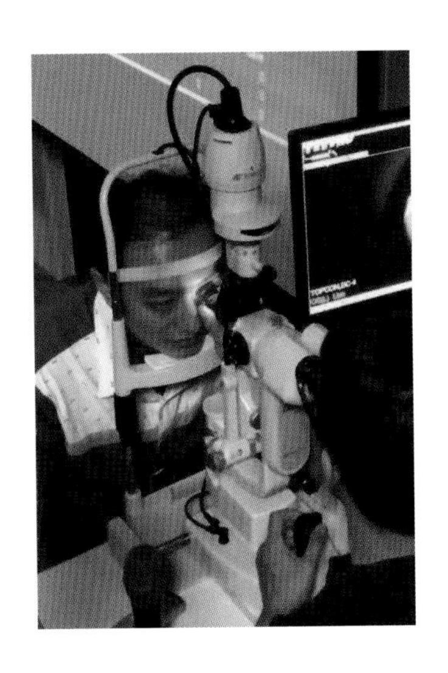

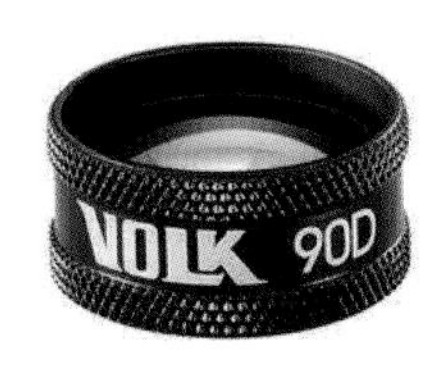

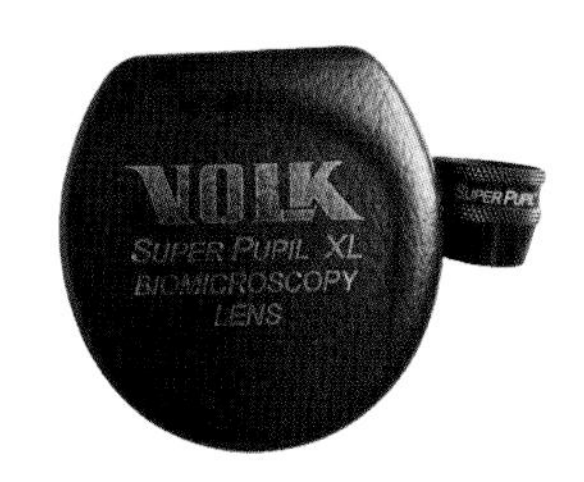

Volk lens

一、裂隙燈間接眼底鏡的優點

1. 更具備立體感。
2. 可看到的視野更廣。
3. 與病患保持適當的距離，患者可能會覺得更舒服。
4. 放大倍數與屈光不正相對獨立，可以通過選擇鏡片來改變。
5. 裂隙燈是眼科及驗光所原有的配備，僅需再加上一顆 Fundus Lens 即可操作。

6. 裂隙燈若連結螢幕與攝影設備，能更較易查看。

7. 檢查者可輕鬆觀察測量眼底病變。

二、裂隙燈間接眼底鏡的缺點

1. 需要裂隙燈所以不便攜帶。

2. 需要練習才能達到完美地步。

3. 亮度高會使病人感覺不舒服。

4. 特殊病患者，如年幼的兒童、背部或頸部有問題的患者，或腦性麻痺的患者等，裂隙燈較無法隨著患者的姿態而有所調整。

5. 查看到的圖像是反轉的，這可能會使不熟悉該技術的檢查者感到困惑。

三、裂隙燈間接眼底鏡的操作技巧

1. 用 70% 的異丙醇清潔裂隙燈。

2. 必要時可散瞳。

3. 確保患者在下巴托上感到舒適並與眥痕對齊。

4. 調暗房間的燈光。

5. 照明系統與裂隙燈觀察進行調整。

6. 先將裂隙燈放大率設置爲低度，並使用低的亮度，同時設置中等高度與中等寬度的裂隙光。

7. 讓患者注視檢查者的耳朵或正前方的注視小燈。

8. 將光束與瞳孔對齊，並將 Fundus Lens 鏡片放置在光束路徑上，距離角膜幾毫米的位置。左手拿著鏡片檢查右眼，反之亦然。將小指靠在前額托上，可以穩定手。

9. 向後拉生物顯微鏡，直到看到紅色反射，然後再進一步聚焦。

10. 如果患者正注視著檢查者的耳朵，視盤應位於大致的焦點區域內。

11. 首先檢查視神經頭端，依觀察的需要改變鏡片的位置、光束和放大倍數。

12. 以系統的方式工作，確保檢查後極的所有區域。

13. 應要求患者注視八個位置，以覆蓋視網膜周邊的所有區域（例如，檢查上層視網膜時，應要求患者向上看）。用他們的目光移動照明系統，可以將鏡片稍微傾斜遠離光束（例如，當患者抬頭時向上傾斜鏡片）來消除煩人的反射光。患者的眼瞼通常會阻礙下眼底的良好視野，通常最好用無名指稍微抬起眼瞼。確保精細血管保持清晰對焦並相應調整操縱桿。

14. 玻璃體可以透過進一步向後拉裂隙燈來評估。

15. 手繪記錄裂隙燈間接眼底鏡與 Fundus Lens 的觀察結果。

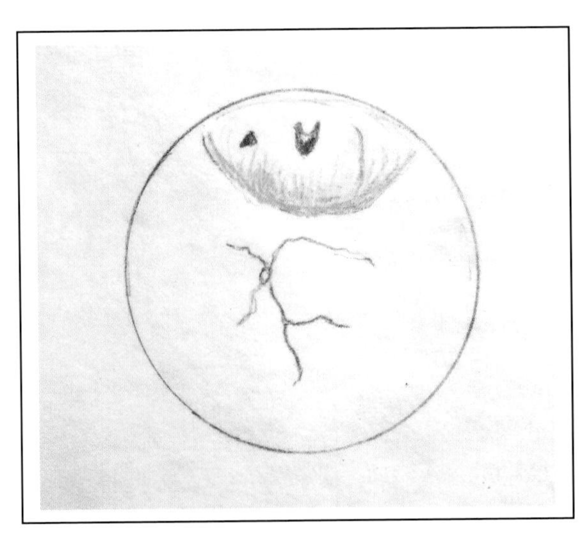

穿孔性視網膜脫落的手繪記錄圖

四、簡易裂隙燈攝影

一般眼底照相機較爲昂貴，裂隙燈的雙眼觀察鏡頭之一可以加上一小型 35 cm 照相機記錄眼前部，加上 Fundus Lens / Volk lens 組合觀察眼底。近期比較常見的做法是以加裝手機的方式進行[1]，也就是利用目前不錯的手機的鏡頭，來取代手持眼底檢查鏡，記錄影像，有自製裝置[2]也有廠商產品[3]。

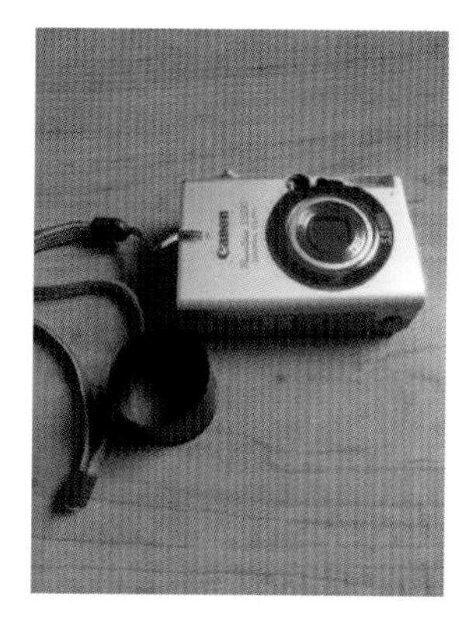
簡單 35mm 掌上型相機

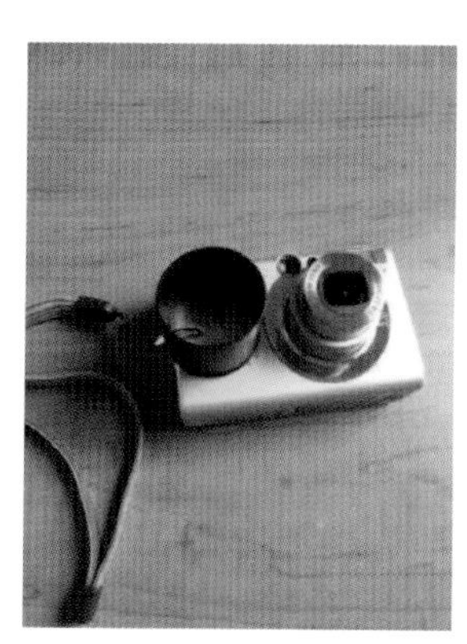
35mm 膠片圓盒去底

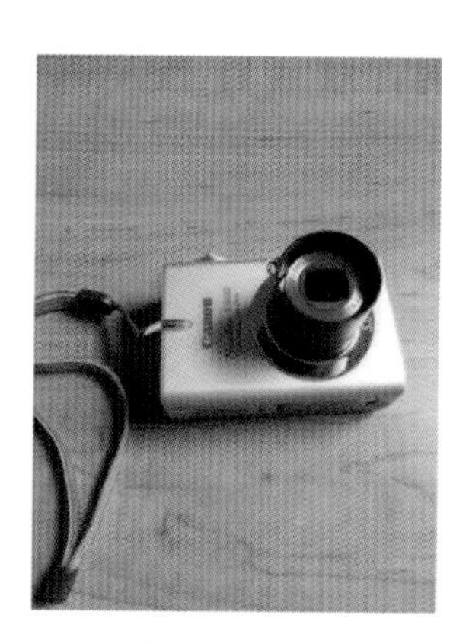
接連到裂隙燈觀察鏡頭

1 https://eyewiki.aao.org/Smartphone_Funduscopy_-_How_to_Use_Smartphone_to_Take_Fundus_Photographs

2 Ludwig CA, Murthy SI, Pappuru RR, Jais A, Myung DJ, Chang RT. A novel smartphone ophthalmic imaging adapter: user feasibility studies in Hyderabad, India. *Indian J Ophthalmol*. 2016; 64(3):191-200.

3 https://www.d-eyecare.com/en_US/product#features

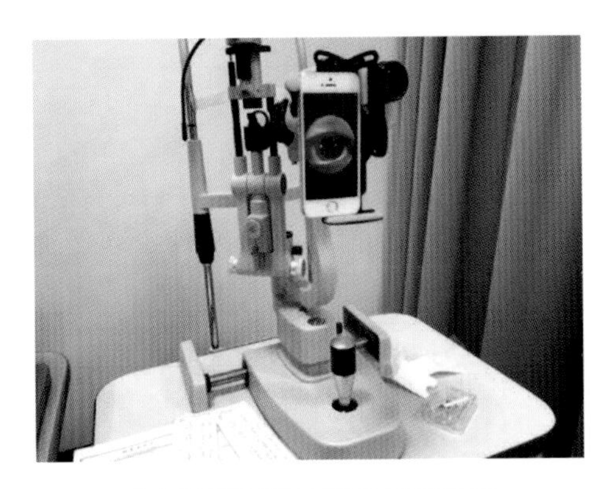

自製裂隙燈加裝手機鏡頭

圖片來源：陳浩正驗光師提供

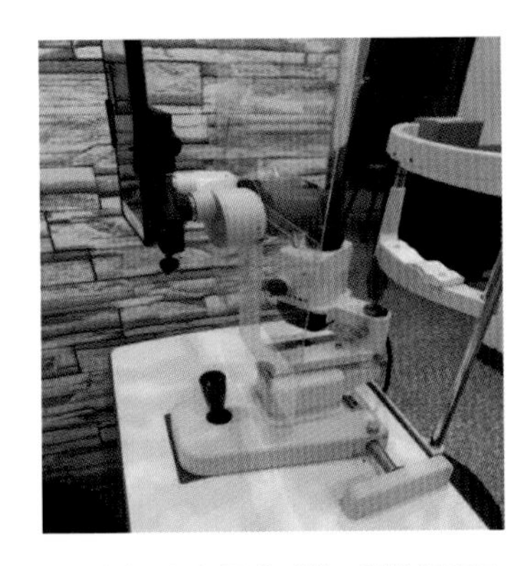

自製裂隙燈加裝手機鏡頭

圖片來源：陳浩正驗光師提供

第3章 視網膜檢查重點

視網膜的變化可以大略分爲三種：（一）因人而異正常眼底的差別（variations）、（二）明顯的視網膜病變，以及（三）灰色地帶。三種視網膜的判讀需要臨床經驗，但任何一個職業的進展均與科技的進步息息相關，美國的視光醫學（optometric medicine）與眼科（ophthalmology）均有視網膜專科。視網膜疾病是目前極重大的眼科公共衛生議題，因此專業人員對於視網膜疾病的早期發現、診斷與治療的訓練刻不容緩。臺灣初起步爲醫事人員的驗光師，亦可以從其發展史中汲取豐富的經驗及學識，發現問題可適時轉介給眼科醫師，落實早期發現、早期治療的理想。

首先可以先從判別眼底照片的左眼與右眼開始，以目前各家眼底照相技術所拍攝出來的照片，大致像下面兩張圖片，基本上明亮的視盤位在暗黑的黃斑部的右側者爲右眼，反之，明亮的視盤位在暗黑的黃斑部的左側者爲左眼。正常的視網膜可以在圖片上清晰的看到視神經、視網膜血管（動脈、靜脈與毛細血管）、黃斑部與整體的視網膜狀態；許多全身性疾病也可以從眼底的狀態反映出來，如糖尿病、高血壓、心臟病與腎臟病等，甚至近期的文獻指出，老年性的認知能力退化（如阿茲海默症，Alzheimer's disease, AD）也可以透過眼底的變化早期發現。

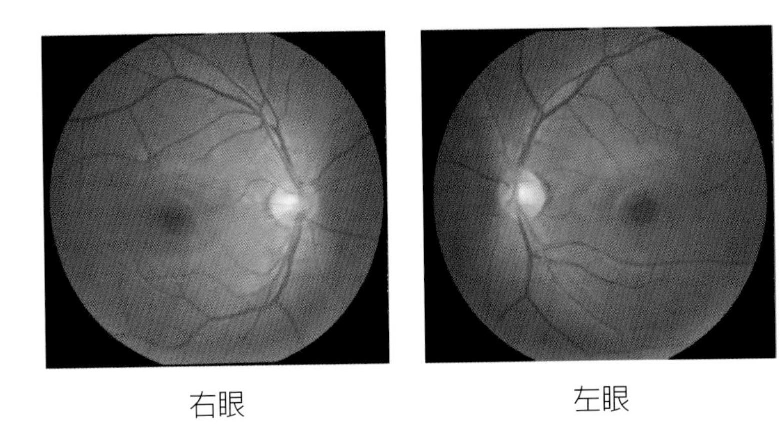

右眼 左眼

第一節 因人而異正常眼底的差別

許多早期的病症如早期高血壓性視網膜病變，雖然對視力並沒有明顯的影響，僅會出現極短暫的視力模糊，這可能是血管痙攣所引起，透過眼底檢查可提早發現問題。以下圖片均屬正常眼底，即無病變之視網膜，但是每一個人的眼底照片又各有其特點：

一、杯／盤比（C/D ratio, Cup/Disc ratio）

也就是眼底照上的光亮點，細看可以簡單的看出兩個組織層次，稱爲視神經盤（optic disc）與視神經頭端（optic nerve head），是視神經由眼球後方進入眼球鞏膜之處。一般杯盤比的比值約小於 0.3，但會因人而有所不同，長期追蹤較具有臨床診斷上的意義。

又，傾斜式視盤（tilted disc）又稱漏斗形視盤（funnel-shaped disc），即視杯不是位於視盤中央，而整個視盤像是視神經進入眼球後端時是斜的。除杯／盤比極高可能是青光眼，以及惡性近視的情況外，一般並無臨床意義。

二、黃斑部

黃斑部因含大量的色素，在整個眼底照片看起來呈現暗黃色或暗黑的區塊，它是視網膜中錐狀細胞密度最高的區域，即視覺最敏銳的部位，主宰中心視力，具有辨別物體清晰度及顏色的功能。

三、視網膜血管

正常人的眼底可以看到有許多血管，比較粗的是靜脈、比較細的是動脈，動脈和靜脈粗細比應在 2：3，動脈越細供血的能力就越差，發生心肌梗塞、腦梗塞或腦出血等病症的機率就越大。早期高血壓患者的粗細比大約在 1：3 左右。正常眼底照片舉例及說明如下：

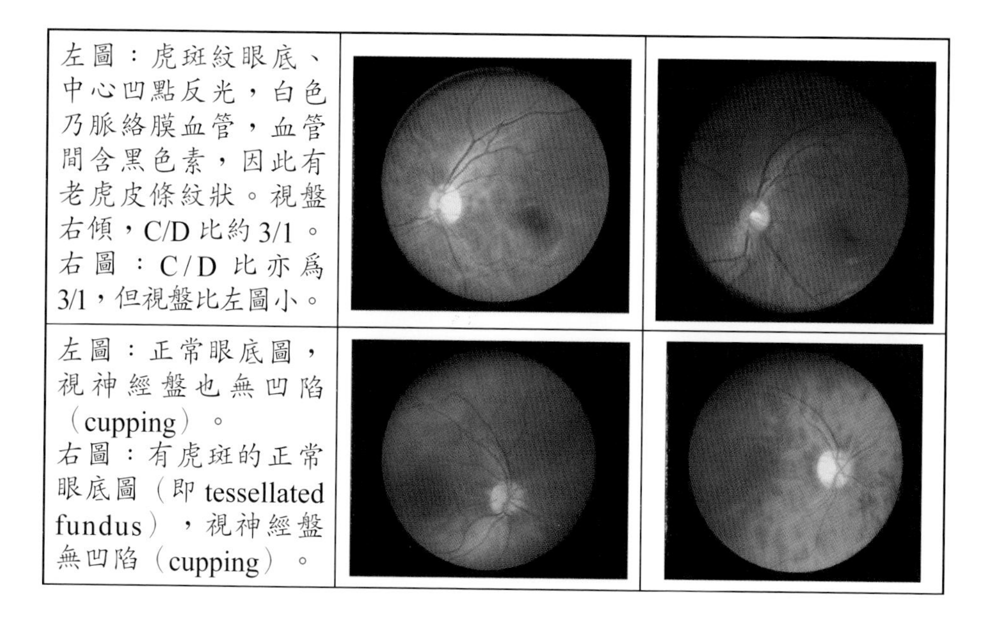

左圖：虎斑紋眼底、中心凹點反光，白色乃脈絡膜血管，血管間含黑色素，因此有老虎皮條紋狀。視盤右傾，C/D 比約 3/1。右圖：C/D 比亦爲 3/1，但視盤比左圖小。

左圖：正常眼底圖，視神經盤也無凹陷（cupping）。右圖：有虎斑的正常眼底圖（即 tessellated fundus），視神經盤無凹陷（cupping）。

左圖：上支主網膜動脈和靜脈平行，且周邊的白色部分稱爲內限膜（inner limiting membrane），常見於年輕的病人。 右圖：同左圖說明。	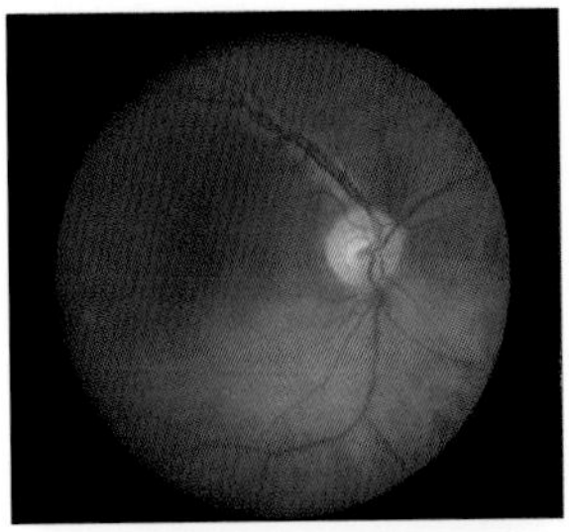	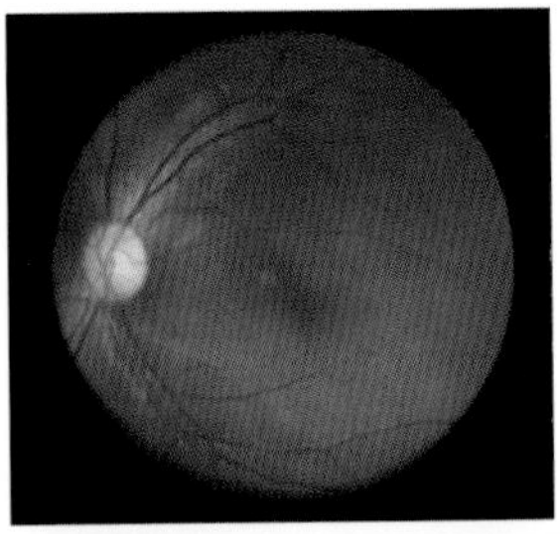
左圖：無視神經盤凹陷（cupping）情形，黃斑部分網膜略厚。 右圖：無視神經盤凹陷（cupping）情形，後端網膜略薄。	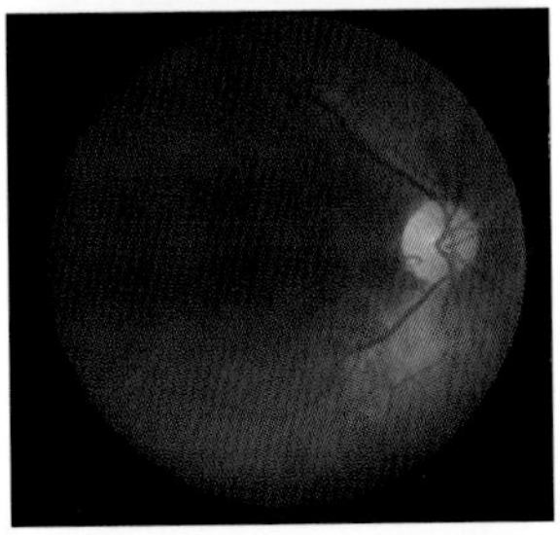	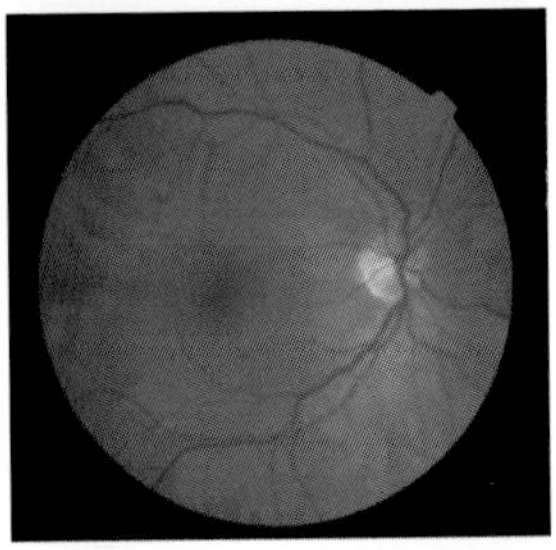
左圖：輕微虎紋，病人膚色較淺。 右圖：膚色甚深的病人。	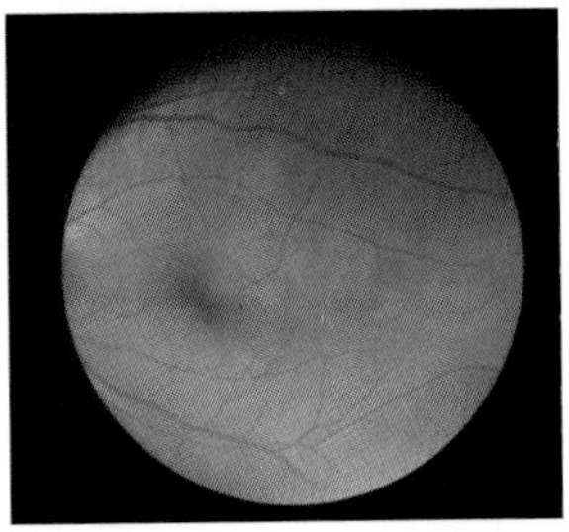	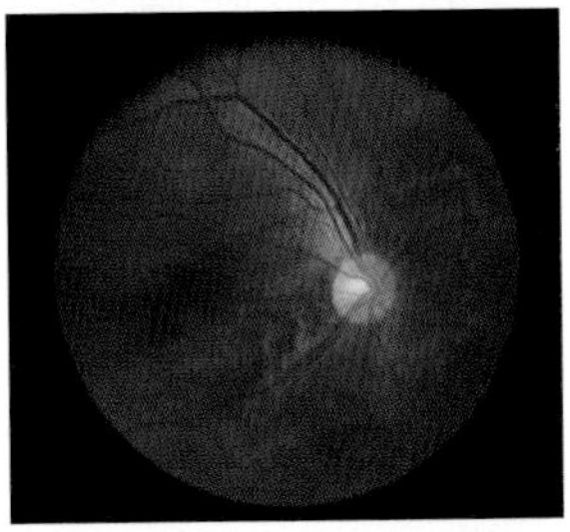
虎紋與膚色相關的特點，可以從 Optomap 200° 廣角視網膜圖片觀看，更是明顯，左圖爲白種人，右爲黑人。	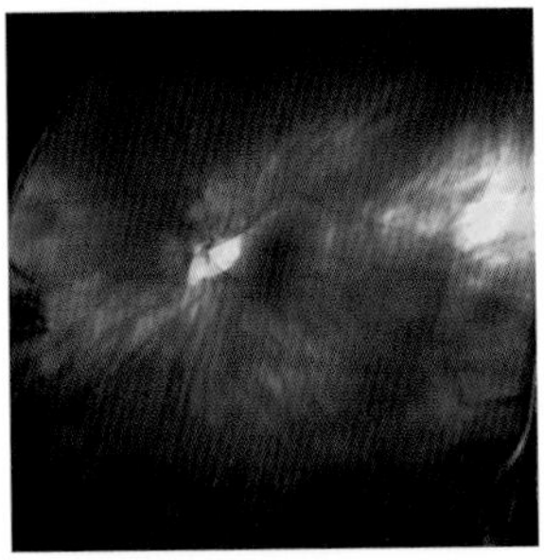	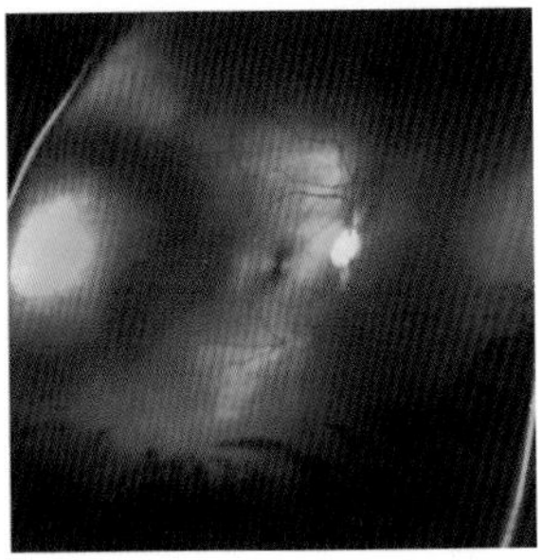
左圖：圖下方曝光處爲人工誤差。 右圖：虎斑，C/D = 3/1。	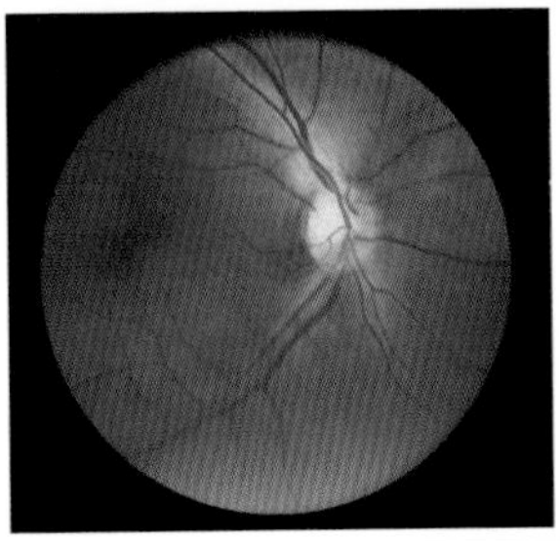	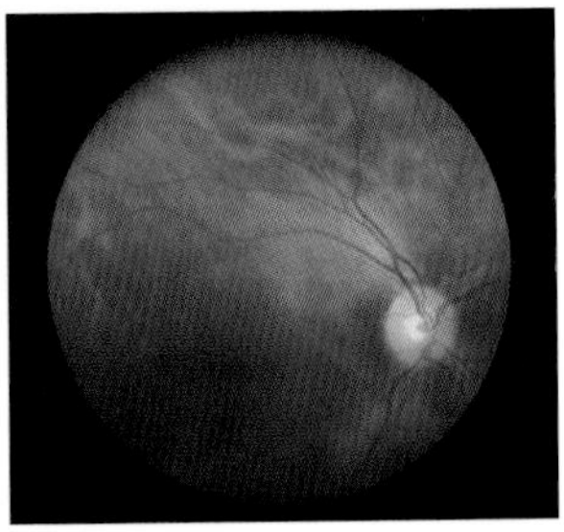

左圖：視盤右傾。 右圖：虎紋眼底、中度近視、視盤左傾，並有近視半月斑（myopia crescent），視網膜其他部位正常。	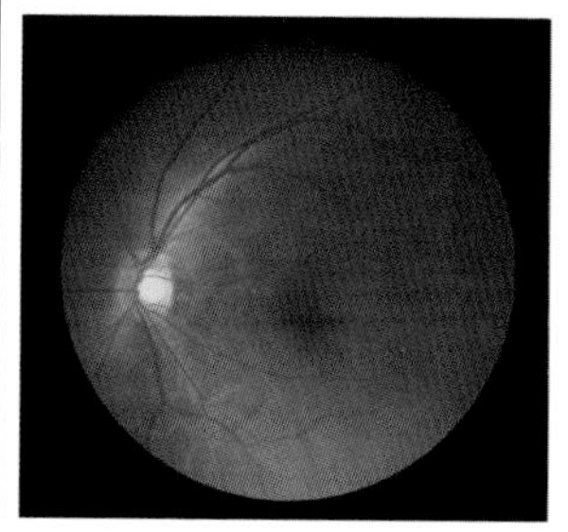	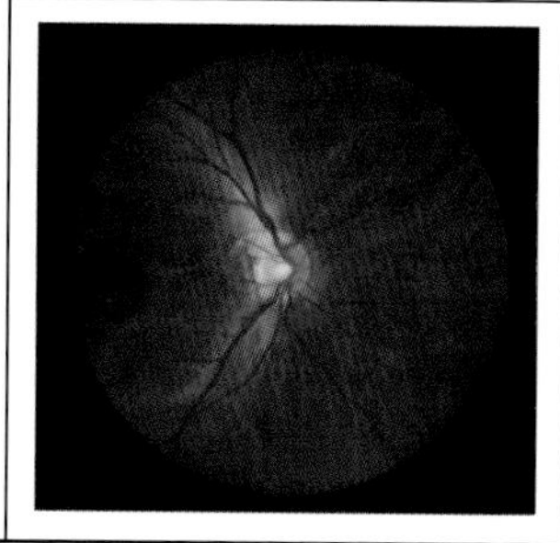

第二節　異常的眼底照片解讀

有的眼底圖顯示的疾病是一目了然，如色素性視網膜病變，又稱夜盲症（retinitis pigmentosa）、視網膜脈絡膜炎症（chorioretinitis）留下的傷疤、視網膜剝離（retinal detachment）等等，例如：

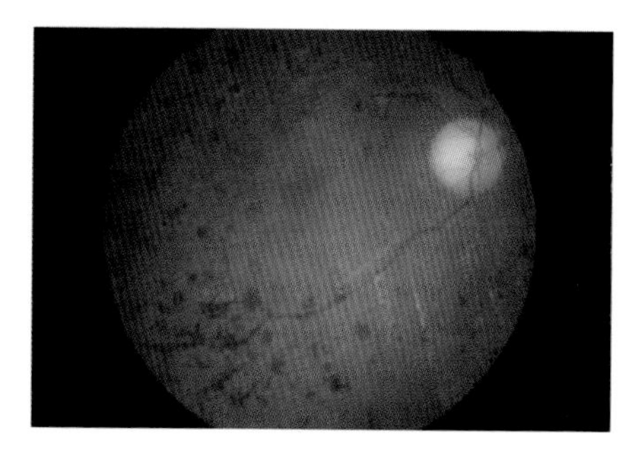

色素性視網膜病變（夜盲症）
（Retinitis pigmentosa）

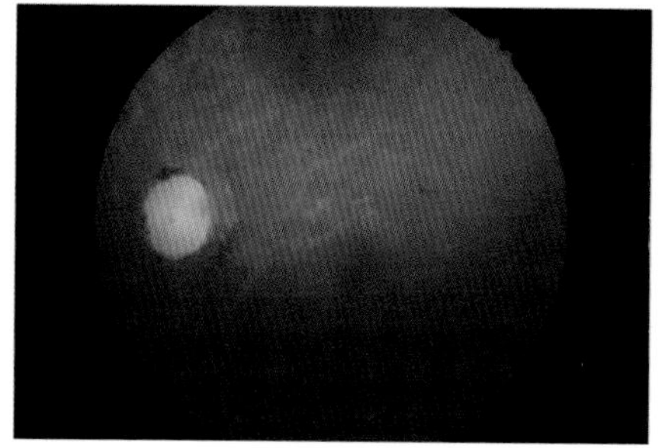

視神經萎縮
（Optic atrophy）

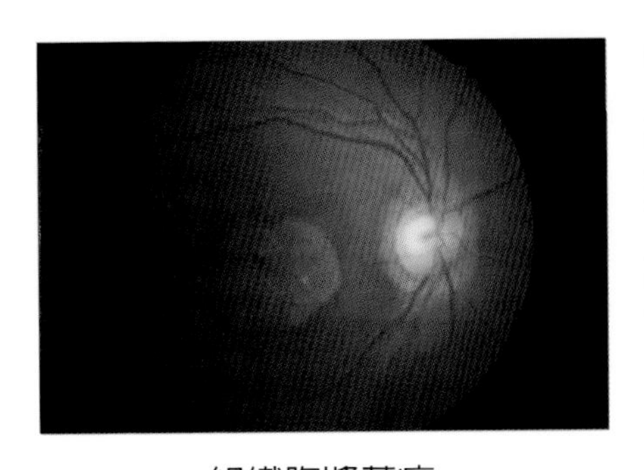

組織胞漿菌病
（Histoplasmosis）

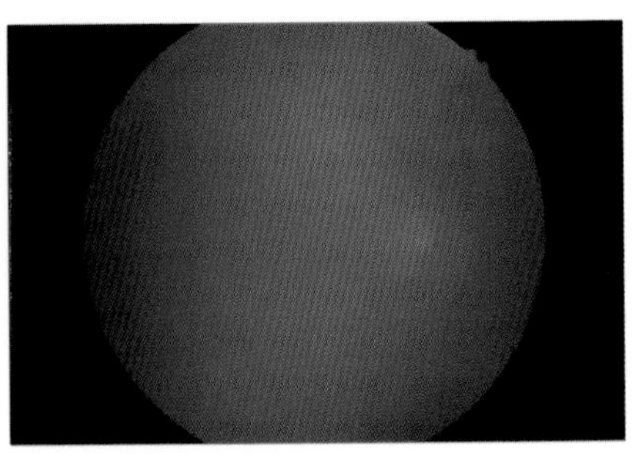

高混濁度白內障
（Dense cataract ）

然而多半的眼底圖均需小心判讀，才能知道眞正病因及病情，也才能知道如何處理，以下分項討論：

一、視杯異常或杯／盤比（C/D ratio, Cup/Disc ratio）增加——如青光眼

使用手持式直接眼底鏡觀察視網膜時，首先看到的是視盤，是大家都很熟悉的眼底路標。視神經將視覺信號從視網膜傳送到視丘，本身由數以百萬計的視網膜神經纖維組成，這些纖維聚束在一起通過視盤進入大腦。視盤有一個稱爲「視杯」的中心部分。如前述，正常的杯盤直徑比約爲 1/3 或 0.3，或更小。

患有青光眼時，由於眼壓增加和視神經血流減少，這些神經纖維開始死亡，支撐結構的組織也開始殞落。與視盤相比，視杯變得更大，杯／盤（C/D）比大於 0.6，而且視杯呈垂直橢圓形時，通常被認爲是疑似青光眼。當然，要確診青光眼還需要許多其他測試所獲得訊息的輔助，首先要辨別杯／盤比例高是青光眼還是正常眼，需要密切注意顳側（最靠近太陽穴或耳部側）的邊緣神經，

如果視神經的顳緣非常薄或呈傾斜狀，則青光眼的風險可能性更大。正常的視杯也有些變化，有些病人幾乎看不出有視杯（小於 C/D = 1/10 或 0.1），有些病人則有較高的杯盤比，如 C/D 爲 4/5 或 0.8。原則上，如果病人的 C/D 大於 1/3，應該要懷疑視杯有比以前更大的可能。

另外需要注意的是視神經的顏色，因爲視神經的一些病變會導致視杯增大外，本身也會明顯蒼白化（例如多發性硬化症、腦腫瘤，或腦中風等）。

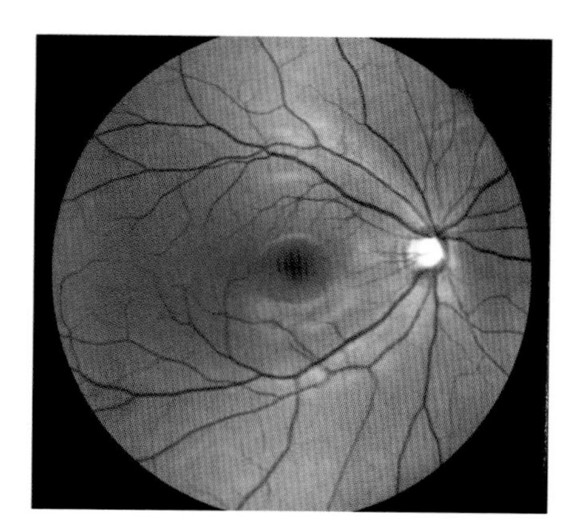

右眼的杯 / 盤比幾乎是 1/1

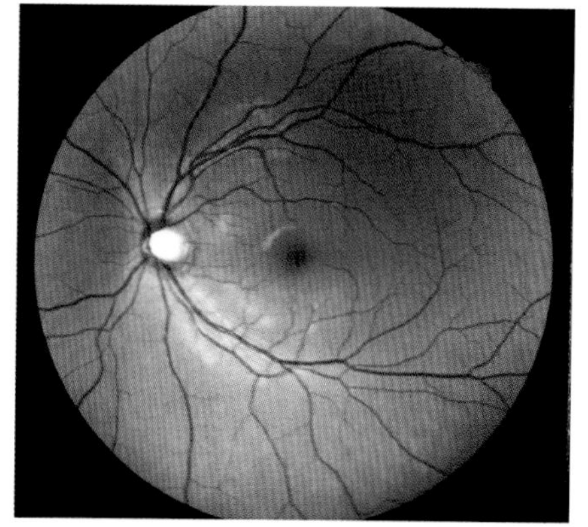

左眼與右眼視盤形態相同，為典型的 POAG 的杯 / 盤比改變

二、視盤水腫

視盤水腫（optic disc edema）一般的呈現是視盤膨脹升高，其表面蓋有棉絨斑（cotton wool spots，來自受損的軸突）和火焰狀出血（來自受損的血管）。可以用四個「I」做爲診斷時的參考：

顱內壓升高（IICP, Increased intracranial pressure）使視神經頭端水腫（papilledema）、梗塞（Infarction）、炎症（Inflammation），以及來自癌症的浸潤（Infiltration by cancer）。

（一）視神經頭端水腫與視盤水腫的病因和發病機制

雖然術語「視盤腫漲」（papilledema）通常廣泛用於表示視神經頭端（optic nerve head）腫脹，但應保留用於特指源自高血壓引起顱內壓升高而引起的視盤腫脹。顱內壓升高（increased intracranial pressure, IICP）時，其壓力會阻礙並破壞視神經內的軸漿流動，阻塞軸突內液會導致軸突腫脹，而水分、蛋白質與其他細胞內容物會滲漏到視盤的細胞外空間，因而導致視盤水腫；而靜脈阻塞和擴張、神經纖維缺血、血管毛細血管擴張均爲繼發現象。所以「papilledema」一詞特指繼發於視神經頭端的水腫。

而由於顱內壓升高（IICP）以外的病因引起的視神經腫脹則稱爲「視盤或視神經頭端水腫」（optic disc or optic nerve head edema）。視盤水腫最常見的病因包括腦腫瘤、脊髓腫瘤、顱內出血、腦積水、嬰兒顱縫早閉、海綿竇（cavernous sinus thrombosis）、硬腦膜竇血栓（dural sinus thrombosis）之形成、假性腦瘤（即良性顱內高壓）、頭部損傷和顱內感染（如膿腫或腦膜炎）。大多數視盤腫脹（papilledema）的病例都是雙側的，雖然視神經外觀可能並不對稱，但任何單側視神經頭端水腫的報告都應保持懷疑態度，因爲比較可能的是視盤水腫。另外，由於顱骨尚未完全融合，視神經頭端水腫在嬰兒中相對少見。

（二）視神經頭端（optic nerve head）水腫的眼底照片判讀

使用直接或間接檢眼鏡檢查都可判斷視神經頭端水腫，其病徵包括視神經頭端充血引起視盤邊緣模糊、周邊有火焰狀出血、神經表面毛細血管擴張及無自發性靜脈搏動（spontaneous venous pulsation）。需要記得的是，並非所有病人都有自發性靜脈搏動，因此若病患沒有呈現自發性靜脈搏動並不表示有顱內壓升高（IICP）的情況。神經纖維層出血是最常見的視神經頭端水腫症狀，通常表明是急性的過程。在嚴重的顱內壓升高案例中，可能會出現稱爲帕頓線（Paton's lines）的環狀視網膜皺襞。而慢性視神經頭端水腫會導致神經纖維層萎縮，透過直接眼底鏡的無紅濾光片或裂隙燈檢查，可以較爲容易的了解神經纖維束的變化。視神經頭端水腫演變爲視神經萎縮所需的時間，取決於顱內壓升高的嚴重程度和持續時間。在慢性視神經頭端水腫中，血液無法順暢流經已受損的視網膜中央靜脈，缺血情況會導致分流血管的形成。這種補償性的分流血管也表明視網膜靜脈血液亦會通過脈絡膜靜脈循環，而繞過已經阻塞的視網膜靜脈。

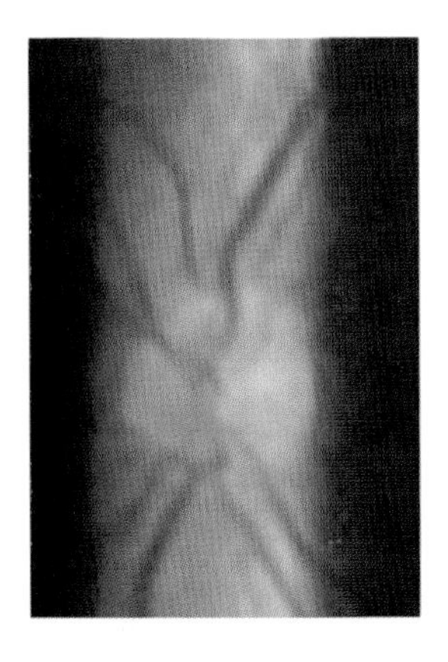

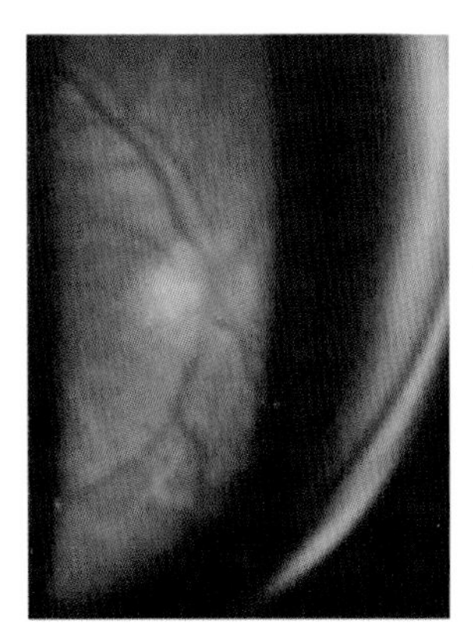

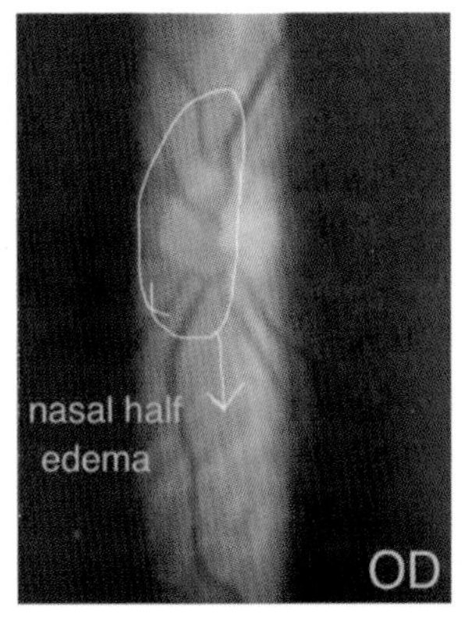

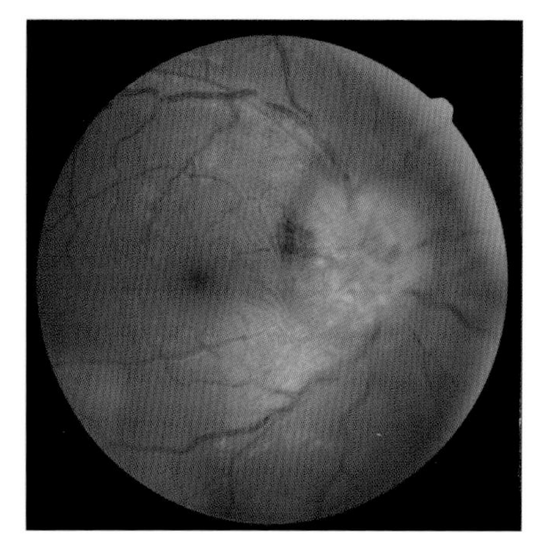

視盤腫脹例 1

視盤腫脹例 2

（三）視神經頭端水腫的鑑定與治療

視神經頭端水腫患者常抱怨頭痛，睡醒來時更加嚴重，也會噁心和嘔吐。在視神經頭端水腫的早期階段，患者可能沒有視覺障礙，或僅意識到生理盲點的擴大。隨著水腫惡化，患者可能會出現暫時性視力模糊，這是繼發於高低變動的顱內壓（ICP）、神經壓迫或神經缺血。繼發於顱內腫塊的視神經頭端水腫患者也可能因顱內視覺通路中的病變，而出現同向視野缺損。視神經頭端水腫的鑑別診斷，包括假性視神經頭端水腫和由直接神經壓迫、炎症、血管或浸潤性疾病引起的視神經水腫。在無已知顱內疾病的患者中發現視神經頭端水腫，應立即進行神經影像學檢查和腰椎穿刺（lumbar puncture）。

視神經頭端水腫的治療需針對引起顱內壓升高（IICP）的潛在疾病，視神經頭端水腫通常在顱內壓（ICP）回復正常後 6-8 週消退。當患者出現威脅視力的壓迫性視神經病變或初始治療未能降低顱內壓時，需採手術干預。透過腦腔（brain cavity）分流術進行腦脊液分流（cerebrospinal fluid shunt）是減少顱內壓和視神經壓迫的最常用方法。視神經鞘減壓（nerve sheath decompression）已被有效地用於急性降低視神經蛛網膜下腔的腦脊液壓力；神經鞘的手術允許腦脊液流入眼眶軟組織。該技術通常用於嚴重升高的顱內壓，例如假性腦瘤（pseudotumor cerebri）。視神經鞘減壓手術後，視神經頭端水腫可能會在不到一週的時間內得到改善，不過該手術在降低顱內壓升高方面的長期有效性並不佳。

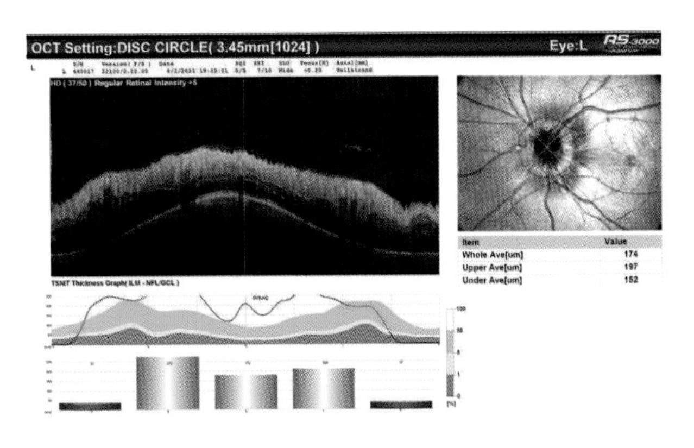

視神經頭端水腫治療前

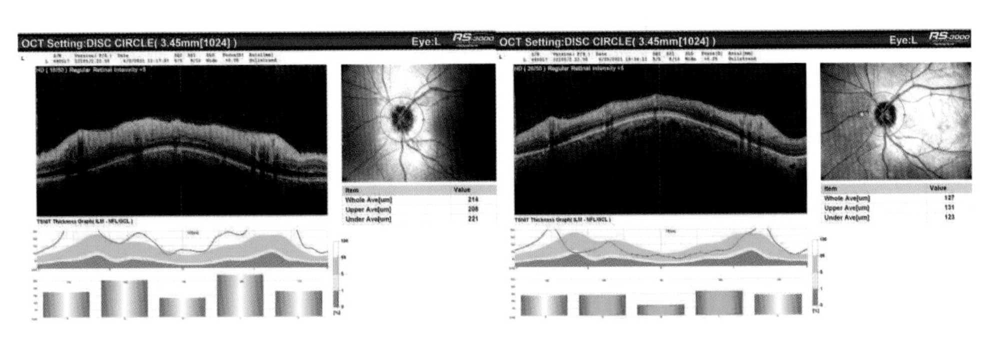

視神經頭端水腫治療中

視神經乳頭水腫治療後

三、系統疾病下的視網膜（含高血壓與糖尿病）

（一）高血壓系統疾病

高血壓是一種以血壓升高（即血壓高於 140/90 mmHg）爲特徵的全身系統性疾病，從廣義上講，高血壓可分兩類：原發性和繼發性。原發性高血壓即一般人所熟悉的高血壓。繼發性高血壓是另一種疾病所引發，如腎動脈狹窄、阻塞性睡眠呼吸暫停、先兆子癇 / 子癇、庫欣症候群（Cushing's syndrome）、嗜鉻細胞瘤（pheochromocytoma）、主動脈縮窄等。無論病因如何，急性或慢性血壓升高都會損害眼睛，尤其是視網膜。

高血壓性視網膜病變（HR, hypertensive retinopathy）是高血壓狀態下，視網膜血管系統變化的結果。最初，由於身體試圖自動調節減少血流量，小動脈張力增加，導致小動脈變窄。隨著時間的拉長，涉及的血管會硬化，其內膜和中層增厚，最終的結果是血流與視網膜間的屏障（blood-retina barrier）會被破壞，導致滲出液和視網膜缺血或出血。

高血壓視網膜病變的症狀取決於血壓之升高是慢性的還是急性的，慢性高血壓患者通常無症狀，但可能會出現視力下降，眼底的跡象包括小動脈變窄（相對於相應的小靜脈尺寸減小）、小動脈硬化（出現銅或銀線）、慢性高血壓會使動脈血管壁變硬和變厚，在動靜脈交叉點，動脈壓縮並迫使靜脈下陷，稱爲動靜脈切口（arterio-venous (AV) nicking），以及火焰狀出血和棉絮狀斑點。患有急性或惡性高血壓的患者可能會出現視力下降和頭痛，並伴有血壓顯著升高，不過這些病人也可以是無症狀的。在眼底鏡檢查中，可以看到火焰式和斑點狀出血、硬性滲出物（exudates）、棉絮狀斑點（cottonwool spots）、視網膜水腫和視神經頭端水腫（特別存在於嚴重的高血壓性視網膜病變中）。高血壓性視網膜病變有時會導致視網膜靜脈阻塞。在少數情況下，也會引起漿液性視網膜脫離（serous retinal detachment）或玻璃體出血（vitreus hemorrhage）。

如果懷疑高血壓視網膜病變，全身系統檢查時應評估心血管併發症和其他末端器官損害的症狀。接受轉診的醫師應先檢查血壓並聽診是否心音正常。此外，還應該進行或轉診後受轉的醫師得要進行徹底眼底鏡檢查，如果出現高血壓危象的體徵和症狀，則需送急診緊急處理。高血壓視網膜病變的內科治療，包括通過服用抗高血壓藥物來控制血壓，例如利尿劑、血管緊張素轉換酶（ACE, angiotensin converting enzyme）抑制劑、血管緊張素受體阻滯劑（ARB, angiotensin receptor blocker）、鈣通道阻滯劑（calcium channel blocker）、血管擴張劑（vasodilator）和α- 腎上腺素能阻滯劑（α-adrenergic blocker）。

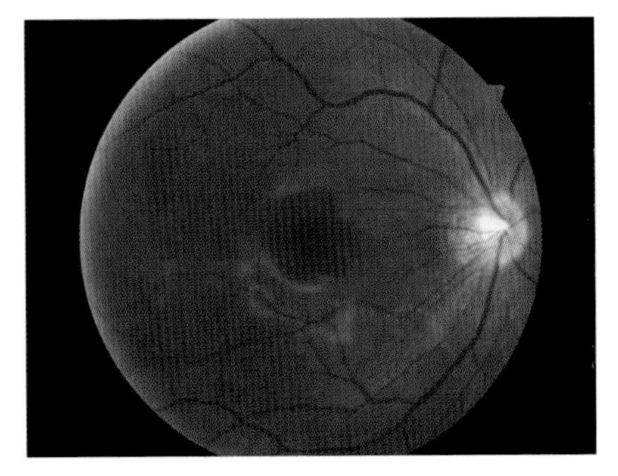

明顯的動脈狹小

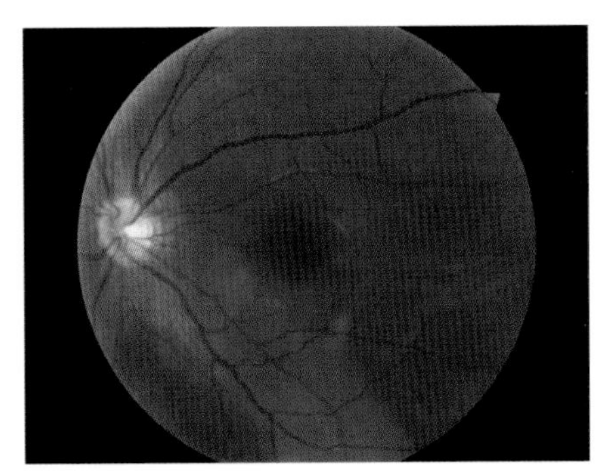

同左圖，A/V=1/4

（二）糖尿病系統疾病

糖尿病視網膜病變（DR, diabetic retinopathy）可能有類似高血壓的眼底的病徵，尤其是在已知患有糖尿病的病人之中，視網膜的鑑別診斷就相對重要許多。然而，DR 通常缺乏高血壓性視網膜病變的 AV 切口和小動脈狹窄的典型跡象。視網膜靜脈阻塞倒是有共同特徵，不過 DR 通常是單側的。糖尿病分類及處理如次：

「第一型糖尿病」（Type 1 diabetes）患者應在糖尿病發病後 3-5 年內，由眼科醫師 / 驗光師進行散瞳和全面的眼科檢查。一般來說，在 10 歲之前不需要對糖尿病所續發眼病進行評估。但有一些研究證據表明，糖尿病在青春期前之持續時間，可能對微血管併發症的發展很重要。因此，臨床人員應使用臨床判斷，以決定檢查的必要性。

「第二型糖尿病」（Type 2 diabetes）患者應在糖尿病診斷後，不久由眼科醫師 / 驗光師進行散瞳和全面的眼部檢查。

第一型和第二型糖尿病患者的後續檢查，應每年由眼科醫師 / 驗光師進行，如果視網膜病變進展，則需要更多次的複查。至於檢查的頻率爲何？目前相關的研究認爲每年一次的後續間隔檢查應屬合理。已經患有糖尿病的女性，在計畫懷孕時，應進行全面的眼科檢查，並應就糖尿病視網膜病變發展和可能的風險進行評估。懷孕的糖尿病婦女應該在孕期前三個月進行全面的眼科檢查，並在整個懷孕期間進行密切回訪。但以上原則不適用於患有妊娠糖尿病的女性，因爲妊娠糖尿病的孕婦罹患糖尿病視網膜病變的風險並不會增加。

患有任何程度的黃斑水腫、嚴重非增殖性糖尿病視網膜病變

（NPDR, non-proliferative diabetic retinopathy）或任何增殖性糖尿病視網膜病變（PDR, proliferative diabetic retinopathy）的患者都需要在糖尿病視網膜病變的管理和治療方面尋求專家協助。對於患有第二型糖尿病和嚴重 NPDR 的患者，及早轉診至視網膜科醫師尤爲重要，因爲在此階段進行激光治療可使嚴重視力喪失和玻璃體切除術的風險降低 50%。同時也要鼓勵因糖尿病而喪失視力的患者，求診於在低視力護理方面受過培訓或有經驗的眼科醫師／驗光師一起進行視力復建。

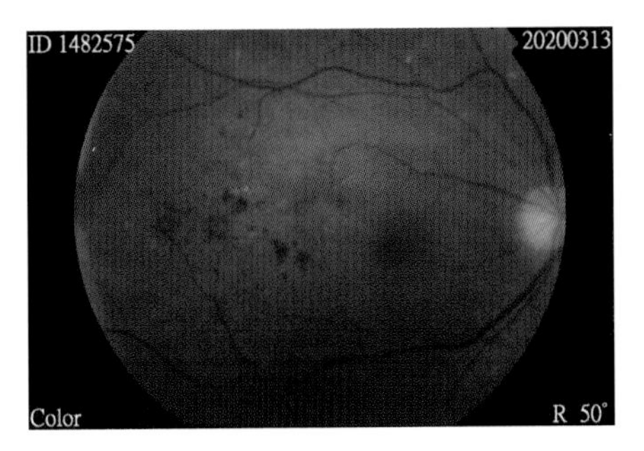

第一期糖尿病視網膜病變
（Stage 1 non-proliferative）

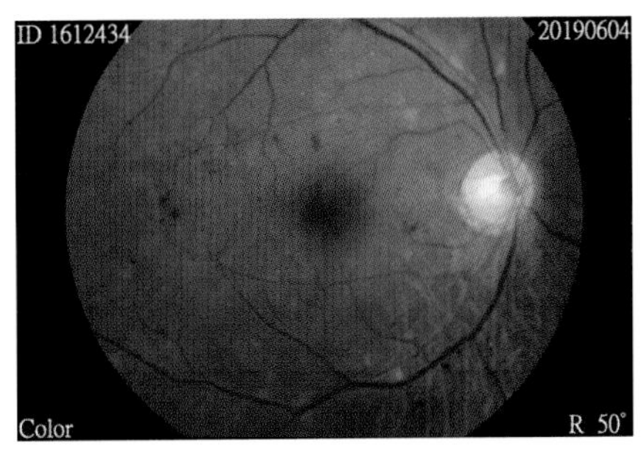

第四期糖尿病視網膜病變
（Stage 4 non-proliferative）

糖尿病系統疾病血管細部變化的觀察：

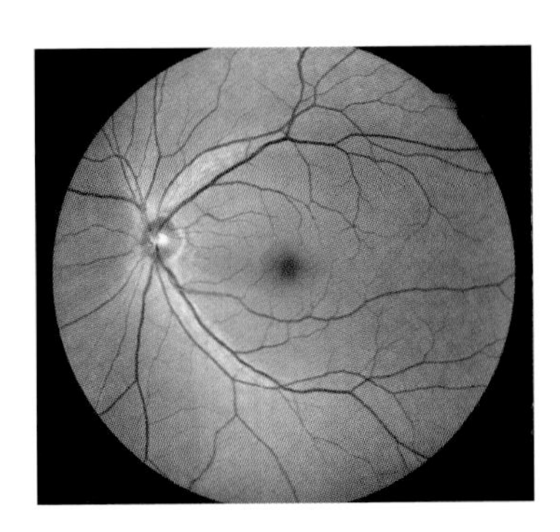

動脈正常

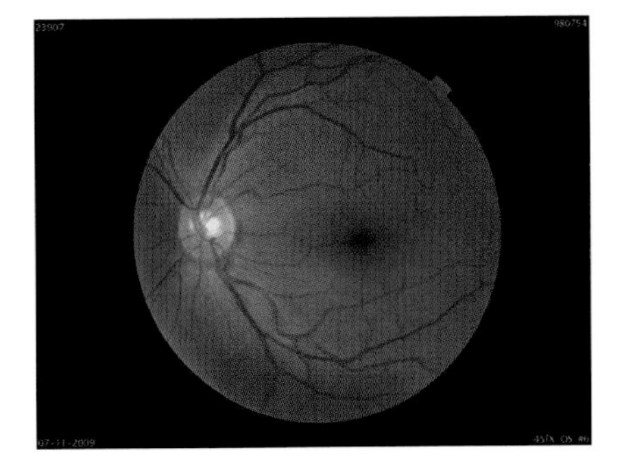

動脈具曲折傾向

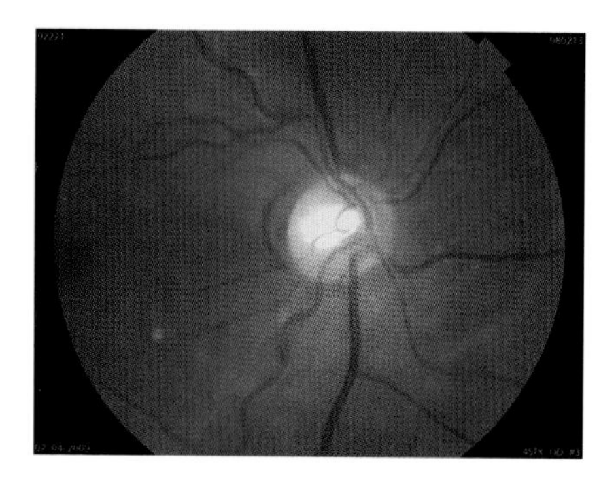

硬性滲出液（exudates）

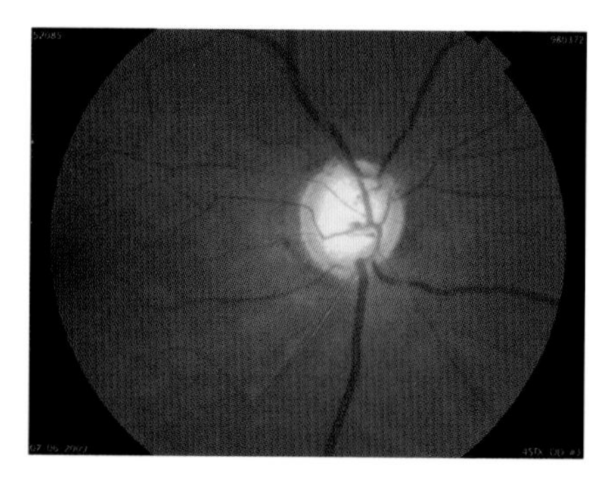

動脈狹窄化 +A/V nicking

1.視網膜靜脈擴張與曲折

視網膜靜脈擴張與曲折可能的病因包括：糖尿病、高血壓、心血管疾病、高黏滯症候群（hyperviscosity syndrome）（指貧血和抗磷脂抗體狀態 anemia and anti-phospholipid antibody status）、動脈硬化、頸動脈疾病、膠原血管疾病（collagen vascular disease）和凝血病（coagulopathy）（如鐮狀細胞病，sickle cell disease）。雖然出現視網膜中央靜脈阻塞（CRVO, central retinal vein occlusion）的典型患者，包括具有偏高的血壓、高膽固醇血症或糖尿病等全身是病的中年人，但非典型表現可能需要轉診以排除高凝性疾病。例如，如果看到一個非典型 25 歲女性出現 CRVO 且沒有任何已知血管疾病歷史，則需要評估自身免疫因素、血液惡液質（blood dyscrasia）或異常蛋白血症（dysproteinemia）。首先要排除可能導致視網膜血管阻塞的特定藥物，如利尿劑、口服避孕藥和抗精神病藥都與視網膜血管阻塞有關，在這些情況下應考慮停用。確定這種情況的根本系統性原因可以及早管理和預防其他有害後遺症。如果不及早發現和治療，視網膜靜脈阻塞的許多原因都有可能威脅全身循環，並最終傷害身體的其他器官。

血管閉塞（blood vessel occlusion）是繼糖尿病之後視網膜疾病導致失明的第二大常見原因，視網膜小靜脈在血管閉塞發生之前和血管閉塞發生的期間，通常表現出血管擴張和曲折彎曲的樣態。起因包括血流動力學變化（血瘀，blood stasis）、血管壁的退行性和機械變化，以及血液高凝狀態。如果觀察到擴張、彎曲的視網膜小靜脈，需要警覺即將發生的視網膜小靜脈阻塞（retinal vein occlusion），當靜脈循環內存在血栓形成，導致視網膜內流出阻塞時，就會發生這種情況。血栓形成會導致靜脈和毛細血管系統內的壓力積聚，並可能導致血液或漿液性液體（serous liquid）或兩者均滲漏到視網膜中。如果黃斑部內或附近發生滲漏，則可能會喪失視力，由於毛細血管閉合，引起了繼發性水腫或缺血。

靜脈串珠（vein beading）是一種眼病標誌，表示視網膜小靜脈的形狀和外觀發生變化，它通常與血糖控制不佳的糖尿病有關。這種現象是進展爲新生血管或增殖性糖尿病視網膜病變的有力預測因素。微靜脈的串珠狀外觀是由於血管自動調節，導致管腔持續擴張和收縮的長期缺氧循環所引起。觀察到這種串珠狀外觀時，應轉診至身體保健第一線的家醫科醫師或直接至內分泌學家。適當的轉診和管理可以防止全身性惡化和視網膜功能衰退。

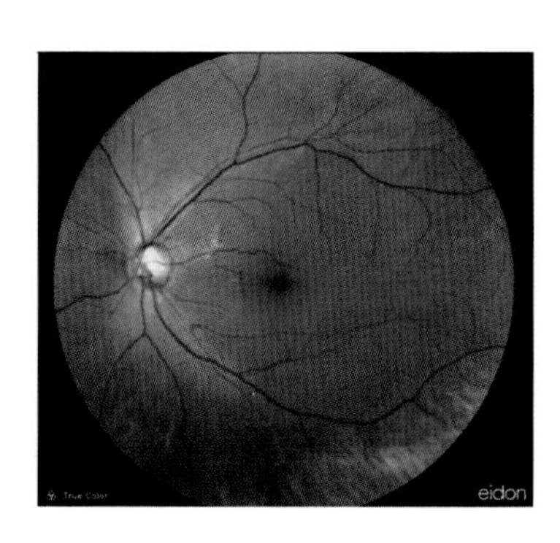

高血壓眼底，可以看見自視盤 3 點鐘方向的蛇形化靜脈，動脈則全面銅線化

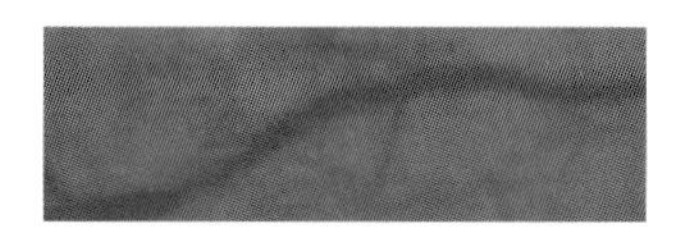

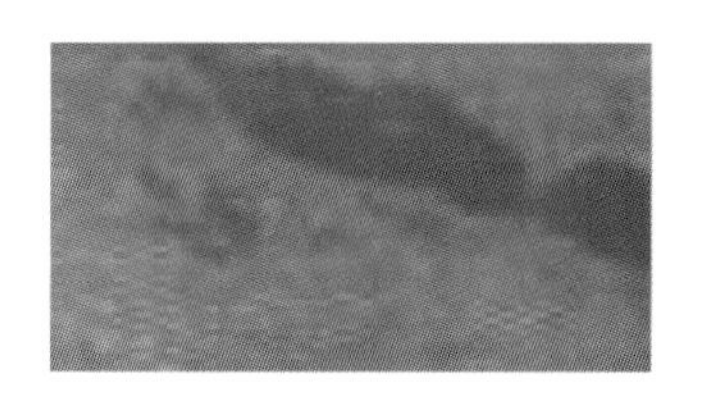

靜脈串珠，極細微的靜脈形態變化

許多研究報告指出較大的視網膜靜脈直徑與心血管疾病風險增加之間的關聯。社區動脈粥樣硬化風險（Atherosclerosis Risk in Communities, ARIC）研究計畫[1]的數據表明，狹窄的小動脈、擴張的小靜脈或兩者，都與中風事件和冠心病的風險相關疾病有關，因爲視網膜小靜脈擴張，反映了缺氧、炎症和內皮功能障礙的影響。

如果懷疑有心血管疾病，就得考慮全身症狀，如呼吸急促、疲勞、心律不整、胸部疼痛或頭暈。如果發現小靜脈擴張與心血管疾病的其他眼部或全身症狀相結合，建議與患者的家醫科醫師或心臟科醫師共同進行心血管檢查。此外，也可能會看到一些不常見的視網膜靜脈阻塞原因，其一例爲視網膜動靜脈畸形（Wyburn-Mason症候群），這是一種罕見的視網膜異常，其中視網膜小動脈和小靜脈之間發生異常血流，繞過毛細血管床。這種情況通常是先天性的，一般表現爲單側、擴張和曲折的血管併發。視網膜畸形可能是同時發生在大腦中的全身性畸形的徵兆。

2.視網膜靜脈非曲折性擴張

血管壁的退行性變化可繼發於慢性高血壓和動脈粥狀硬化（atherosclerosis）。血液高凝狀態可能由血液惡液質（blood dyscrasia）、蛋白異常血症（dysproteinemia）和鐮狀細胞病（sickle cell disease）以及其他導致高凝血狀態的疾病引起。眼部缺血症候群（ocular ischemic syndrome）是由於普通或內頸動脈（internal carotid artery）狹窄或閉塞，導致眼部血管血流量減少所致。從視網膜小動脈到毛細血管的血流量減少，導致血管

1 https://pubmed.ncbi.nlm.nih.gov/2646917/

壓力和繼發性靜脈淤滯。在眼部缺血症候群中，視網膜小靜脈通常擴張但不彎曲，其他非動脈粥狀硬化原因，包括：頸動脈夾層動脈瘤（carotid dissecting aneurysm）、纖維血管發育不良（fibrovascular dysplasia）、動脈炎、主動脈弓症候群（aortic arch syndrome）、白塞氏病（Behcet's disease）、巨細胞動脈炎（giant cell arteritis）、外傷或炎症，導致頸動脈狹窄。

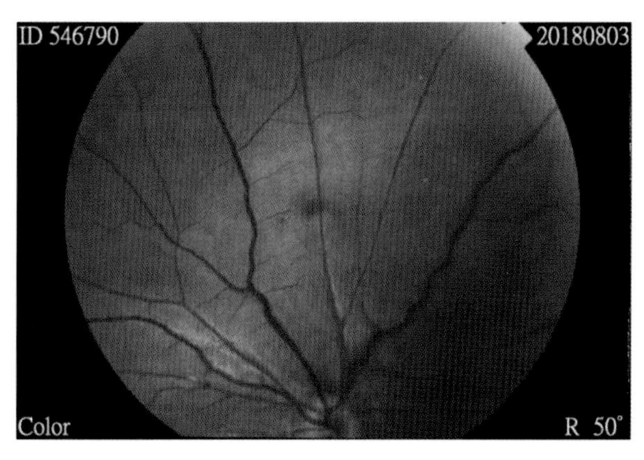

自視盤延伸靜脈，左支擴張，右支呈蛇形變化

眼部供血不足會導致視網膜小靜脈擴張，以及視網膜周圍的單側出血；此外，眼部缺血症候群患者通常會出現眼前端相關的疾病，如葡萄膜炎、肌張力低下、新生血管形成、角膜水腫和白內障。臨床檢查人員必須考慮到心血管疾病的高風險，尤其要注意同側頸總動脈或內頸動脈，迅速轉診這些患者進行全面的心血管檢查。臨床上，醫師使用聽診器，在頸動脈可以聽得到血管內血流通過有病變的血管所發生的雜音（bruits），類似頸動脈斑塊積聚，導致血流湍流的聲音。檢查過程中，切勿同時按壓兩側頸動脈，這樣才可以比較兩邊頸動脈搏動結果；但是，如果頸動脈明顯狹窄，

就不一定會聽到雜音。

類似的疾病生理發生在患有血液惡液質或異常蛋白血症的患者中。血液成分的變化會導致血流紊亂，從而導致潛在的血栓形成和血管閉塞。血液惡液質可表現爲擴張的非曲折視網膜靜脈，伴或不伴以視網膜出血。

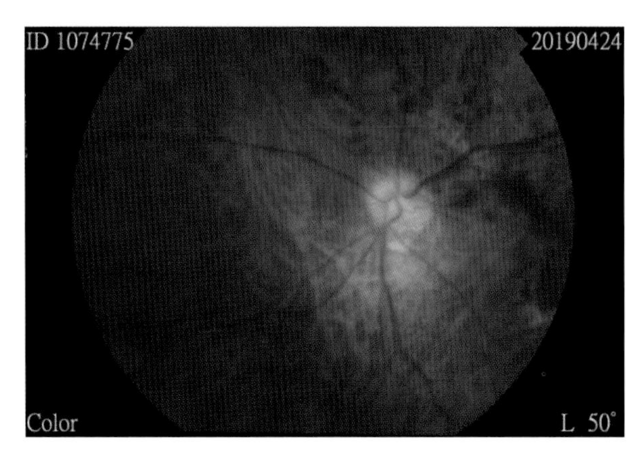

上圖為視網膜靜脈非曲折性擴張（自視盤延伸 2 點鐘方向），並同時發生視網膜動脈閉塞 BRVO，導致視網膜出血

3.視網膜動脈擴張

視網膜小動脈也可能發生擴張、彎曲或變窄。例如，視網膜小動脈或大動脈瘤（RAM, retinal arterial macro-aneurysm）的表現爲視網膜小動脈局部擴張，通常由全身性高血壓所引起。這種情況通常出現在視網膜的前三個分叉處，如果有明顯的視網膜病變，在臨床檢查中，可能難以發現其存在。出血、滲出液和水腫都有可能影響視力，尤其是當病變靠近中央凹（fovea）之際。病變往往發生在 60 歲以上女性患者的單側，可用眼底照相、OCT 和光學相干斷

層掃描血管造影（OCT-A）等輔助檢查，用於記錄 RAM 位置的視網膜微血管成像。如果存在黃斑水腫或顯著的視網膜病變，及時與視網膜專家進行評估雖是足夠，但應該考慮轉診給內科各專科醫師進行全面的血壓、血脂評估和全身性血管炎檢查。

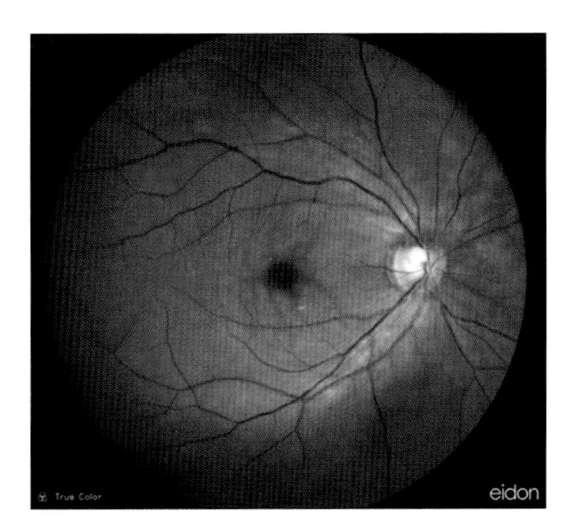

上圖為視網膜動脈擴張，中央血管的 A/V 比，已近於 1/1

4. 視網膜動脈曲折

曲折的視網膜小動脈的重要性，幾十年來一直在文獻中激烈爭論，雖然有一些研究表明迂曲可能與全身血管疾病有密切的相關，但其他研究則駁斥了這一理論，並沒有發現明顯的相關性。一般而言，視網膜動脈曲折與年齡較大、血壓較高、飲酒、BMI 較高、糖尿病和糖化血色素（HbA1c）較高，有一些關聯，有研究報告指出，較平直的視網膜小動脈與較高的血壓和 BMI 有關。但是相反的，也有研究指出血壓升高與視網膜小動脈彎曲度有顯著的相關。因此，未來還需要更多、更大規模的研究來進一步評估小動脈迂曲與血管疾病之間的關係。

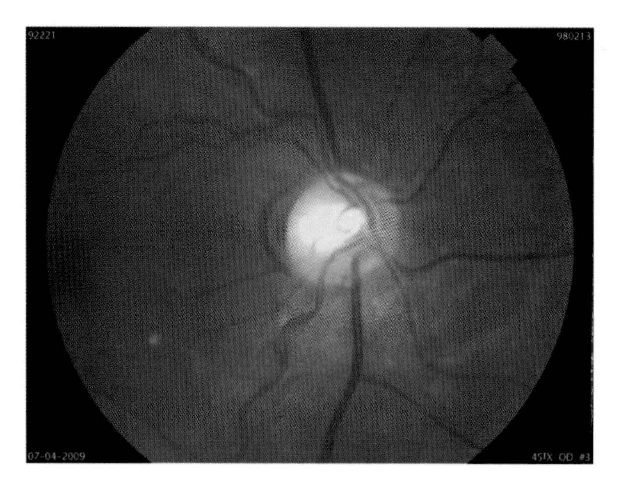

蛇形動脈例

5.視網膜動脈狹窄化（retinal artery stenosis）

狹窄的視網膜動脈可繼發於動脈粥狀硬化（atherosclerosis）、高血壓或兩者均有。慢性高血壓有可能導致多種眼部表現，包括：小動脈衰減、小動脈小靜脈切口（AV nicking）、棉絨斑、出血、黃斑病變和視神經水腫。而視網膜小動脈衰減是高血壓性視網膜病變的一個明確標誌。這一發現被認爲是對視網膜動脈血管痙攣的自動調節生理反應。長期血壓升高可導致小動脈壁不可逆的變窄和硬化，動脈光反射明顯變寬（「銅線」和「銀線」就是由於血管表面反光度大增的形態）。

視網膜小動脈和小靜脈之間的主要解剖學差異，在於小動脈具有較厚的血管壁，能夠壓縮和減少流經其下方的小靜脈的血流量。慢性高血壓引起的血管壁結構的硬化，有可能在穿過視網膜時，使下面的小靜脈縮進。這種動靜脈切口（AV nicking），可以改變小靜脈內的血流動力。這種情況應密切觀察並謹慎處理，因爲患者血栓形成和繼發性視網膜分支閉塞的風險會增加。透過定期評估以及與保健第一線家醫科醫師或心臟病專家共同管理，對於預防該疾病的未來發展至爲重要。

當病人發生視網膜動脈狹窄化時，最常見的發展爲視網膜動脈阻塞。這些閉塞通常是由栓子（embolus）、血栓（thrombus）、外傷或炎症引起的，這種炎症導致視網膜小動脈阻塞。一般可以參酌是否發生小動脈衰減以及視網膜動脈閉塞等其他跡象，如視網膜蒼白水腫、相關視野或視力喪失、瞳孔反應障礙等來支持診斷的正確性。另，將眼底攝影的結果並排比較，可以幫助臨床檢查人員識別視網膜流量減少和小動脈衰減；此外，OCT-A 也可以針對小動脈系統的異常血流進行成像。

視網膜動脈閉塞是全身性疾病的重要指標，所有急性視網膜動脈閉塞病例都需要立即轉診。有一些視網膜動脈閉塞病例則可能是由巨細胞動脈炎（giant cell arteritis）所引起的，這些病例需要立即評估紅細胞沉降率和 c 反應蛋白，因爲所有視網膜中央動脈閉塞的 5% 至 10% 是由巨細胞動脈炎引起的。

動脈粥狀硬化是由於脂肪斑塊積聚，導致血管壁硬化所引起，可能導致小動脈管腔直徑減小。藍山眼科研究[2]和海狸壩眼科研究[3]兩個計畫均表明小動脈和大靜脈的變化，會增加冠狀動脈心臟病（CHD, coronary heart disease）死亡率的風險，由約 20% 增至 30%。另，女性動脈硬化即使在控制了其他已知的心血管危險因素後，視網膜小靜脈變化或具有較窄的小動脈的患者，罹患冠狀動脈心臟病的風險也高出 30%。

2　https://pubmed.ncbi.nlm.nih.gov/26383995/

3　https://iovs.arvojournals.org/article.aspx?articleid=2390618

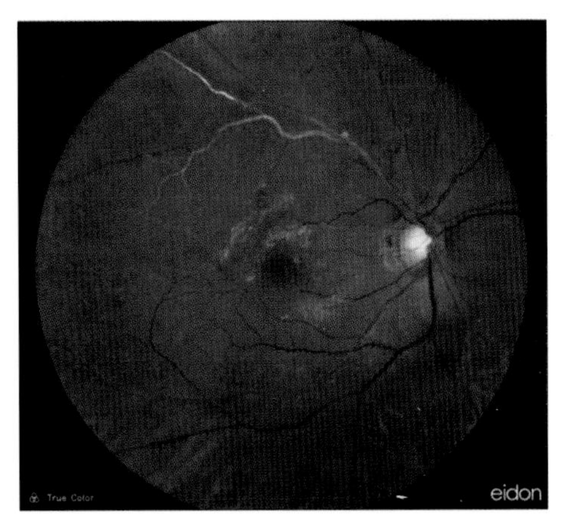

上圖為視網膜動脈閉塞（branch retinal arterial occlusion），可以清楚看到霍倫霍斯特斑塊（Hollenhorst plaques）、羅斯斑（Roth spots）、動靜脈切口（AV nicking）及銅線動脈（copper wire artery）

結語：了解可能改變視網膜脈管系統外觀的各種情況，有助於早期管理和可能預防威脅視力的後遺症。除了直接的臨床檢查外，OCT-A 已經證明是一種有用的、非侵入的視網膜微血管成像技術。OCT-A 能夠利用血管內紅血球的流動及流向，對血流進行直接、高分辨率的成像。如果使用先進的成像方式，如眼底攝影和 OCT-A，就可以監測和檢測血管隨時間的變化。視網膜血管的狀態可以提供很多患者全身健康的信息。可以這麼說：「如果您願意傾聽，視網膜血管系統有一個故事要講。」

四、棉絨斑

棉絨斑（CWS, cotton wool spots）是視網膜區域血管功能不全的急性跡象，棉絨斑在許多情況下都會呈現。視網膜棉絨斑最常見症狀，包括暗點（scotoma）、弓形缺損（arcuate defect）、視力模

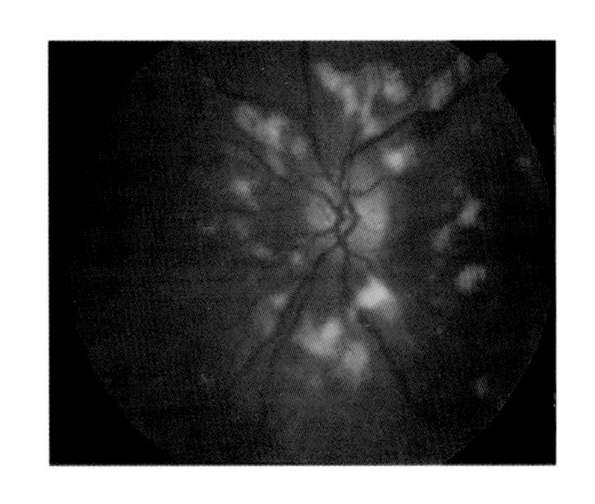

糊和暫時性黑矇（amaurosis）。儘管它們對患者沒有任何視覺意義，但 CWS 通常是嚴重全身性疾病的先兆，這些疾病如高血壓、糖尿病、HIV、嚴重貧血或血小板減少症、高凝血狀態、結締組織疾病、病毒等，均會引起明顯的症狀並具有長期的影響。

棉絨斑（CWS）發展的病理學，最初的理論是毛細血管前小動脈閉塞，導致局部缺血。典型的視網膜變白是由於軸漿流（axoplasmic flow）在順行和逆行方向上的停止而發展出來的，也就是爆開了的神經節細胞軸突，將其軸漿擠壓到視網膜中。實驗模型清楚地確定了這種軸漿流動的中斷，這種受阻的流動會引起細胞器（organelles）、粒線體（mitochondria）、分泌和酶囊泡（secretory and enzymatic vesicles）以及其他軸漿成分的累積；而這些累積代表病理學上發現的胞狀體。在螢光血管顯像（FA, fluorescein angiography）上看到的滲漏，是由於局部血管損傷和通透性增加而引起。

棉絨斑（CWS）的診斷可分爲眼部鑑別診斷和全身鑑別診斷，眼部鑑別診斷包括看來像棉絨斑的眾多實體；全身鑑別診斷是指尋找可能導致棉絨斑的潛在條件。棉絨斑的眼部鑑別診斷包括任何呈現白色或黃白色的視網膜病變。在視網膜變白的情況下，應考慮急性視網膜壞死、進行性外層視網膜壞死、巨細胞病毒性視網膜炎、弓形體病（toxoplasmosis）和其他後部葡萄膜炎疾病。值得一提的是診斷時，有時會將有髓神經纖維層（myelinated nerve fiber layer）、視網膜星形細胞錯構瘤（retinal astrocytic hamartoma）和退化性視網膜母細胞瘤（degenerative retinoblastoma）誤認爲是棉絨斑。如果在檢查中發現棉絨斑，第一步應該是重新審視患者的醫療和眼部病史，以及藥物治療、依從性，並檢討與棉絨斑相關的常見疾病，其有關的症狀包括多尿、煩渴、體重變化、頭痛、精神狀態改變、發燒和發冷、關節或肌肉疼痛、皮疹、疲勞、淋巴結腫脹或壓痛。應特別注意的眼科症狀包括乾眼症、葡萄膜炎病史、視力改變和近期顯著的屈光改變。棉絨斑檢查的程度取決於其他眼部檢查結果和患者的病史，如果醫療或眼部病史能肯定與棉絨斑相關的特定診斷，則可能不需要進行大規模的檢查。

五、栓子與梗塞（emboli and infarcts）

霍倫霍斯特斑塊（Hollenhorst plaque），即在視網膜血管中可以看到的膽固醇栓子。通常在進行眼底鏡檢查時可以看得到，在此期間斑塊會顯得明亮，折射和黃色。它是由卡在視網膜血管內的栓子引起的，栓子起源於更近端的血管（通常是內頸動脈）中的粥樣斑塊（atheroma）。這是眼部先前缺血發作，也是嚴重動脈粥狀硬化的徵兆。處理時最重要的步驟是識別和治療斑塊的起源，以防止進一步栓塞。

六、羅斯斑

羅斯斑（Roth spots）特徵是出血部的中心保持蒼白，羅斯斑由多種疾病引起，但通常是細菌性心內膜炎，即心臟內膜的感染，還可以影響到心臟的瓣膜和肌肉，不過僅 2% 的心內膜炎患者顯示此病徵。心內膜炎通常由通過口腔或牙齦進入血液的細菌所引起。過去認爲羅斯斑中的白色區域是化膿性栓塞，指被感染的堵塞物是血凝塊或感染的膿液，現在則認爲這種斑點是由纖維蛋白構成。大多數羅斯斑的這種反應是心內膜炎的症狀，除此之外，還有其他疾病也可能發生，包括糖尿病、白血病、高血壓、先兆子癇（pre-eclampsia）、貧血、白塞氏病（Behcet's disease）、和愛滋病病毒。

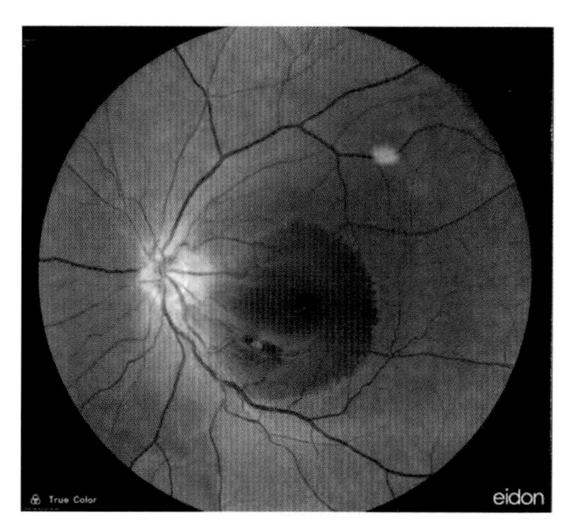

上圖為羅斯斑之一例（位於黃斑左下），右上為棉絨斑

七、硬性滲出液

硬性滲出液（hard exudates）是由許多威脅視力，甚至危及生命的疾病所引起的過度視網膜血管通透性的跡象，由受損毛細血管漿液滲漏的脂質殘留組成的黃色斑點，多出現於顳部血管拱弓（temporal vascular arch）之間。主要爲糖尿病眼底病徵，但也會

來自視網膜炎、視網膜靜脈阻塞、Von Hippel-Lindau 病、其他血管發育不良或放射線誘發的視網膜血管病。如果患者有新症狀，則需緊急轉診至視網膜眼科醫師。以下兩圖為硬性滲出液例子。

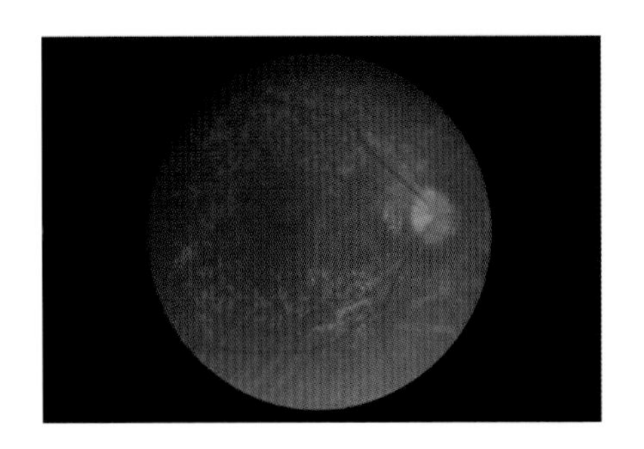
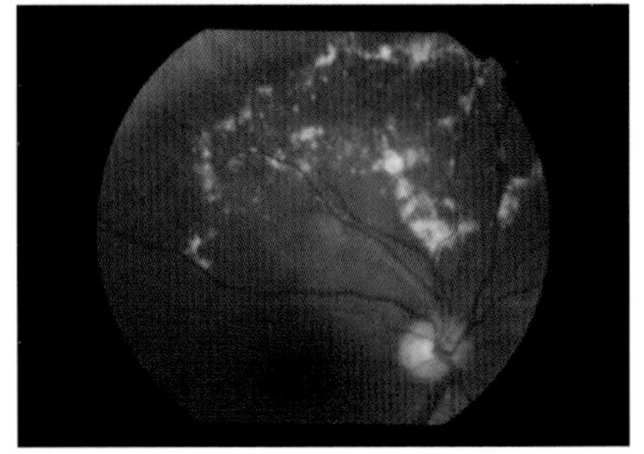

第4章 近視眼的視網膜變化與處理

本章的主旨是探討惡性近視的病徵和處理，而非針對眼球組織視覺均正常，能以反幾何硬性隱形眼鏡或眼鏡控制的一般性學童近視（school myopia），但是兩者成年後還是有共同的風險，較大宗的案例爲視網膜剝離（RD）以及後端玻璃體脫落（PVD）。

以近視度數來說，-1D 到 -3D 病人罹患的視網膜剝離（RD）的風險比正視眼的人多 4 倍，而大於 -3D 的風險則高達 10 倍之多[1]，眼軸長的眼睛有較高的比例，罹患裂孔性視網膜剝離（RRD, rhegmatogenous retinal detachment），RRD 指視網膜有裂孔，造成玻璃體經由裂孔進入視網膜底下，結果造成視覺感覺視網膜層與色素上皮細胞層分離[2]。至於近視超過 -8.25D 的近視眼，在 20-29 歲的病人中，已經有 12.5% 有 PVD，並隨年齡與眼軸長度上升而增加[3]。可以說近視眼比正視眼老化得快，所以視網膜與脈絡膜的黏合力隨年齡損失，有些病人最終發生視網膜剝離。

---

1 The Eye-Disease Case-control Group. Risk factors for idiopathic rhegmatogenous retinal detachment. Am J Epidemiol. 1993; 137: 741-757.

2 Tanihara H, Negi A, Kawano S, et al. Axiallength of eyes withrhegmatogenous retinal detachment. Ophthalmologica. 1993; 206: 76-82.

3 Morita H, Funata M, Tokoro T. A clinical study of the development of posterior vitreus detachment in high myoia. Retina. 1995; 15: 117-124.

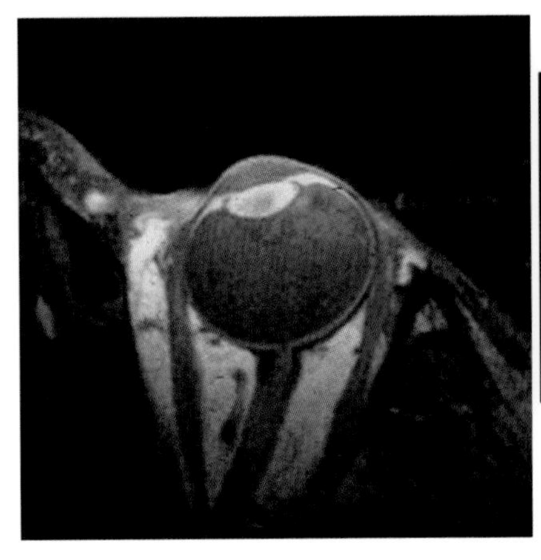

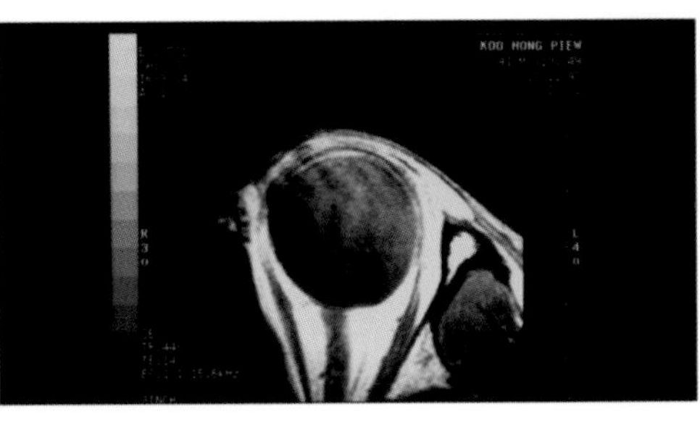

T1-weighted surface-coil MRI 表面線圈核磁共振顯像：（左）正常視眼眼球形狀，及（右）有後端葡萄瘤的高度近視眼眼球形狀（作者存檔）

第一節　病理性近視或惡性近視（malignant myopia）的定義

病理性近視（pathological myopia）是指發生於一般了解的「近視」群眾中的一個亞組，影響到多達 3% 的世界人口。與病理性近視相關的視力喪失具有重要的臨床意義，因爲此症可以是漸進，但不可能逆轉，並且會打斷及影響到病人一生事業上最有成就的一段歲月。

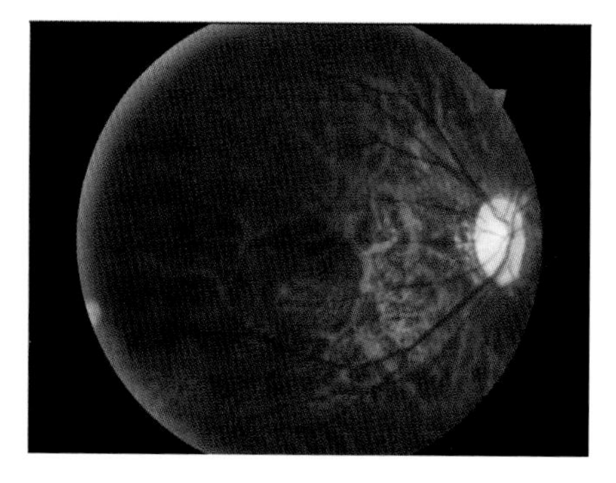

一般高度近視，右眼

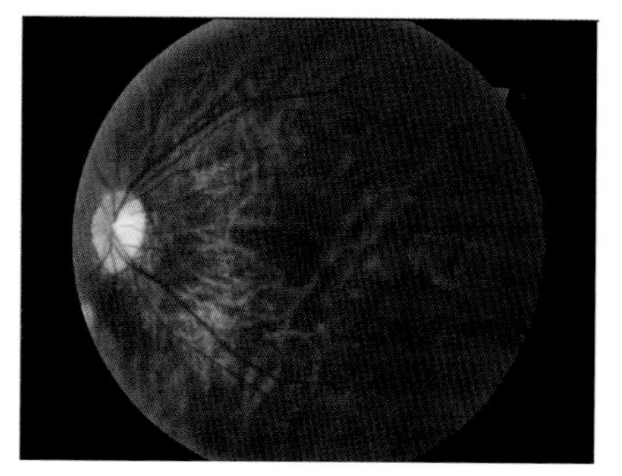

一般高度近視，左眼

高度近視（high myopia）定義爲屈光不正，至少爲 -6.00D（也有文獻設限於 -5.00D）或眼軸長度爲／或長於 26.5mm。早期研究的病理性近視的定義並不一致，主要圍繞著屈光不正和軸長的組合而訂，但這可能只是反映高度近視而已，沒有明確的證據表明這種臨界值的臨床價值，也不知道高度近視與病理性近視有無重疊。近年來，病理性近視的定義已轉變爲「存在等於或比瀰漫性脈絡膜視網膜萎縮（diffuse chorioretinal atrophy）更嚴重的近視性黃斑病變」[4]。

近視性黃斑病變包括瀰漫性脈絡膜視網膜萎縮（diffuse chorioretinal atrophy）、斑片狀脈絡膜視網膜萎縮（patchy chorioretinal atrophy）、漆裂（lacquer cracks）、近視脈絡膜新生血管（myopic choroidal neovascularization, myopic CNV）和脈絡膜新生血管相關的黃斑萎縮（CNV-related macular atrophy）。病人主訴可能會描述在孩提時，需要戴厚眼鏡或視力逐漸下降，當出現限

4 Ohno-Matsui K. Pathologic myopia. Asia Pac J Ophthalmol. 2016; 5: 415-423.

制視力的黃斑併發症時，他們可能會認知到新的視物變形或出現新的盲點。也就是說，在色素上皮細胞 RPE 和脈絡膜緩慢進行性衰減期間，患者可能無症狀。在發生中央的脈絡膜新生血管或中央凹裂的情況下，患者就可能會注意到焦點區域的模糊、變形或暗點，爾後便迅速的導致中央視力嚴重下降，但外周脈絡膜新生血管還可能未被發現。

推動病理性近視發展的主要因素是眼軸延長和後部葡萄腫（posterior staphyloma）。與眼睛軸向伸長相關的生物力學性的勁力，導致眼層拉伸和視網膜、脈絡膜，並進一步使鞏膜逐漸變薄。環境和遺傳因素都在近視的發展中具備某個程度的影響，但目前已知的近視相關遺傳變異，在病理性近視發展中的作用尚未完全確定。病理性近視的主要危險因素，包括年齡較大、眼軸長度較長和近視等價球面度數（spherical equivalent）較高。其他可能的風險因素，如女性、較大的視盤面積和近視家族史等都曾經被探討過；不過教育程度在病理性近視發展中的作用目前尚不清楚。

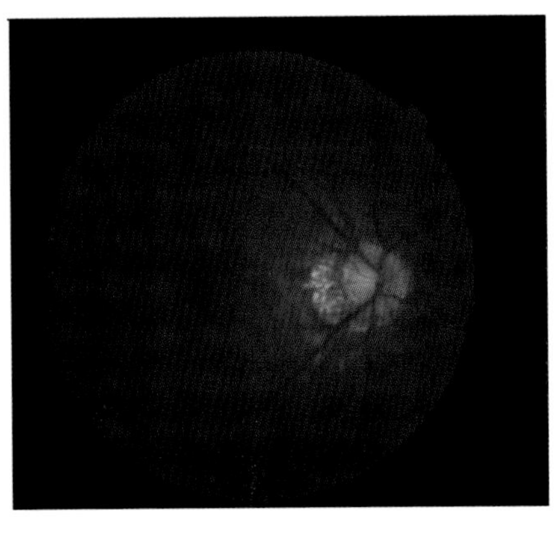

病理性近視 1

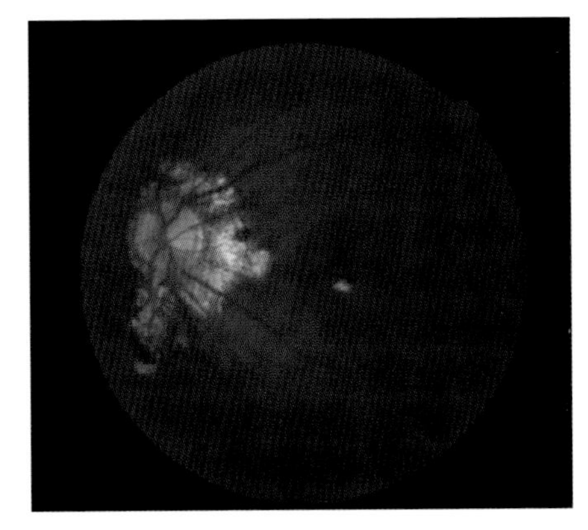

病理性近視 2

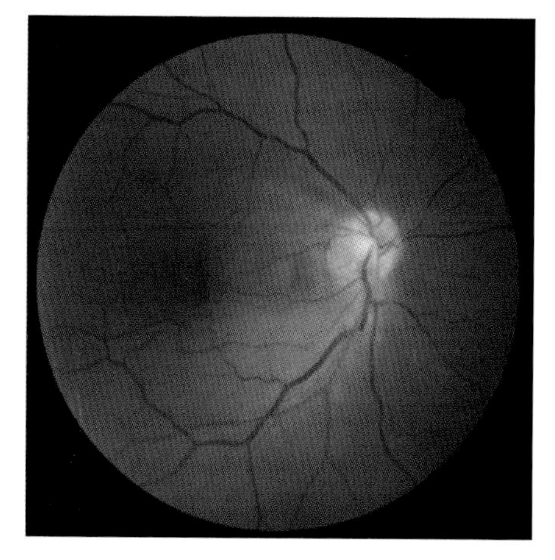

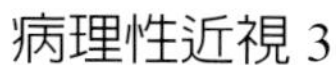

病理性近視 3

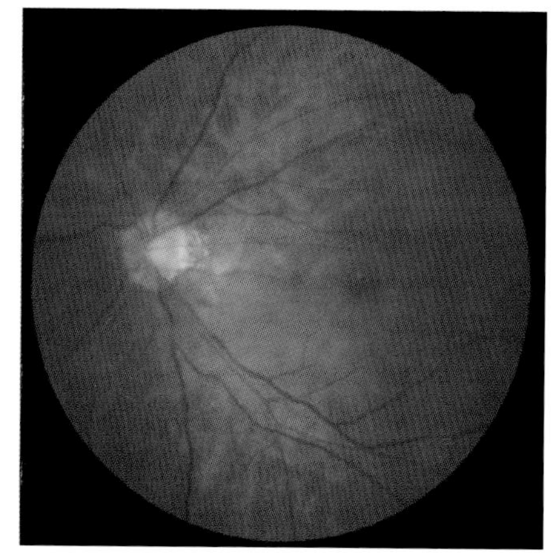

病理性近視 4

第二節　病理性近視或惡性近視率的出現率

病理性近視（pathological myopia）或惡性近視的全球總體患病率估計爲 0.2-3.8%，具有地域差異，但早期流行病學研究中使用的病理性近視定義，與目前 WHO 的定義有所不同，可能會限制研究結果的可比較性[5]。據目前報導，與病理性近視相關視力障礙的患病率，在歐洲研究中爲 0.1%-0.5%、亞洲研究爲 0.2% 至 1.4%[6]。

---

5 Wong YL, Sabanayagam C, Ding Y et al. Prevalence, Risk Factors, and Impact of Myopic Macular Degeneration on Visual Impairment and Functioning Among Adults in Singapore. Invest Ophthalmol Vis Sci. 2018 Sep 4; 59(11): 4603-4613.

6 Wong TY, Ferreira A, Hughes R et al. Epidemiology and Disease Burden of Patholoic Myopia and Myopic Choroidal Neovascularization: An Evidence

第三節　病理性近視或惡性近視率的分類

有鑑於病理性近視（pathological myopia）缺乏統一的定義和術語，之前有一高度近視的統合分析（meta-analysis of pathologic myopia, META-PM）制定了一個簡化的、系統的分類。近視性黃斑病變，根據萎縮性變化分爲五個不同的類別[7]：

第 0 類：無黃斑病變

第 1 類：僅鑲嵌眼底

第 2 類：瀰漫性脈絡膜視網膜萎縮

第 3 類：斑片狀脈絡膜視網膜萎縮

第 4 類：黃斑萎縮

然而近期的研究已經注意到許多因病理性近視而發生黃斑病變的患者，並無法用上述的系統來解釋與分類，因此提出新的近視性黃斑病變「ATN 分類系統」，包括萎縮性（A, atrophy）、牽引性（T, traction）和新生血管（N, neovascularization）三大類。

第四節　病理性近視或惡性近視率的初步臨床檢查

病理性近視（pathological myopia）的初步臨床檢查，視力、

Based Systemic Review. *American Journal of Ophthalmology*. 2014; 15: 9-25.

7 Ohno-Matsui K, Kawasaki R, Jonas JB et al. International photographic classification and grading system for myopic maculopathy. Am J Ophthalmol. 2015 May; 159(5): 877-83.e7. Epub 2015 Jan 26.

眼壓、瞳孔反應和散瞳眼底檢查的評估是不可少的。徹底的黃斑部檢查和周邊凹陷檢查是檢測病理性近視及其相關併發症的關鍵。尤其是黃斑區的漆裂、近視裂或脈絡膜新生血管，以及視網膜周邊的孔洞或撕裂。視野評估和 Amsler 網格測試也可能對臨床的檢查有所助益。

再者，檢查或追蹤進行性視網膜色素上皮（RPE, retinal pigment epithelium）變薄和衰減，在整個眼底的各個臨床階段發展是很重要的。即使在高度近視的年輕患者中，也可以察覺其在視盤周圍的視網膜色素上皮萎縮。當視盤周圍的視網膜色素上皮衰減時，這種色素減退被描述爲視盤周圍萎縮（peri-papillary atrophy）。有的視盤被稱爲傾斜視盤（tilted disc），是表示視神經以一角度斜插入眼球體，部分原因是視神經頭周圍鞏膜擴張；在直接可觀察到鞏膜的地方，可以看到色素減退的近視新月體（myopia crescent）或稱近視錐體（myopia cone）。若病理性近視發展到中期，在萎縮性視網膜色素上皮下方會更明顯地看到脈絡膜血管。然而，隨著疾病的進展，脈絡膜本身也會萎縮，脈絡膜血管可能會變得不那麼明顯。

近視新月體的大小與近視度數有關，這是因爲近視度高的眼球較大（或以 2 度空間眼前後軸來看是爲較長），眼後端鞏膜部分擴展，與眼壓無關，並非青光眼的症狀。下圖爲一例，眼底圖來自同一病人，兩眼眼壓、視神經頭端（optic nerve head）、視網膜神經纖維層（retinal nerve fiber layer）、與視野均正常。

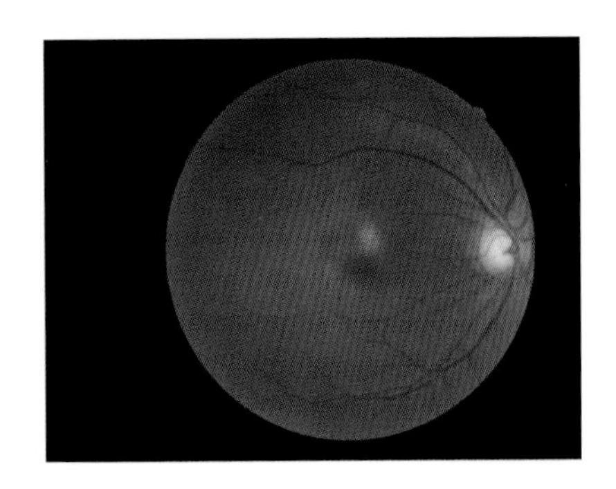

右眼 Rx= -2.75 = -1.00×25 視盤小於左眼

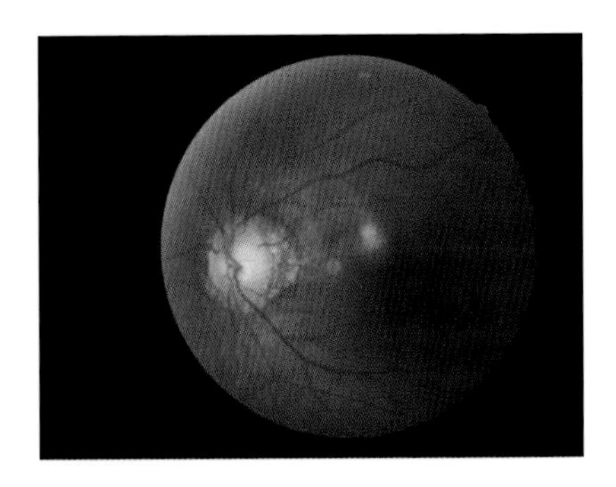

左眼 Rx = -4.50 = -1.00×175；依 1 mm=3D 試驗公式計算，其前後軸約長於右眼 0.58 mm

資料來源：吳榮章牙科醫師及 Mark Cassandra, OD

我們先前以核磁共振顯像發現近視眼的脈絡膜比正常眼薄[8]，脈絡膜薄化與眼球的成長度和近視之加深有關，深度近視眼更是極度變薄。

視網膜檢查還有一出人意外的用途，特別在此一提：在 JAMA Neurology 學術雜誌上的一獨立研究得出的結論是：透過光學相干斷層掃描（OCT）測量的較薄的視網膜神經纖維層（RNFL），不僅與神經退行性疾病有關，推測可能也與失智症（dementia）的風險增加有關，包括阿茲海默症（AD）[9]。所以視網膜檢查可以提供相近於檢查腦部病理，且非侵入性的一種檢查方式，也就是視網膜

8 Cheng HM, Kwong KK, Singh OS, Xiong J, Woods BT, Brady T: Shape of the myopic eye as seen with high resolution magnetic resonance imaging. Optom Vis Sci 1992; 69: 698 701.

9 https://www.aoa.org/news/clinical-eye-care/diseases-and-conditions/cognitive-decline?sso=y

黃斑部厚度的減少、視網膜神經纖維層變薄、視神經或視盤的變化，以及黃斑色素密度，都與失智症有密切的相關。

漆裂紋（lacquer cracks）是後極常見的不規則黃色條帶，存在於 4.2% 的眼軸長度至少爲 26.5 cm 的眼睛中。這些代表布魯赫膜（Bruch's membrane）發生破裂，可能是未來脈絡膜新生血管（CNV）的病灶。在出現漆面裂紋的患者中，29.4% 的患者最終會發展爲脈絡膜新生血管。隨著時間的推移，這些斷裂會擴大和伸展，在晚期可能類似於地理萎縮的出現，類似於晚期非新生血管性的老年性黃斑部病變（AMD）。

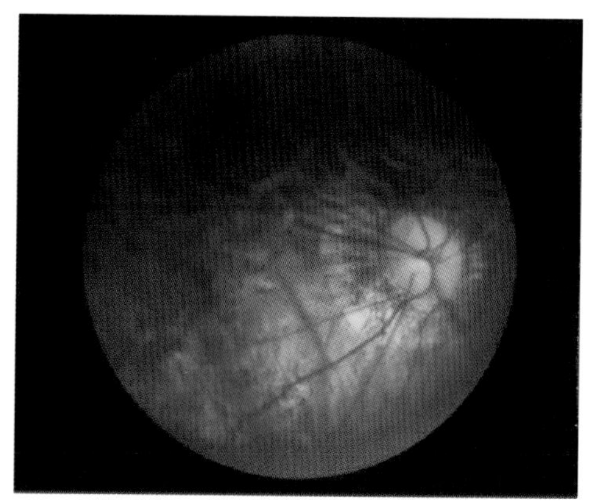

漆裂紋（lacquer cracks）

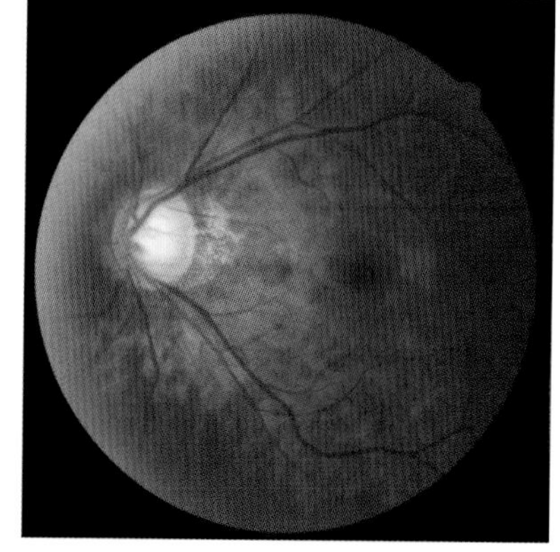

高度近視與青光眼併發

萎縮斑或稱視網膜斑（Fuchs 斑，也稱爲 Forster-Fuchs 斑）[10] 是視網膜色素上皮增生的區域，懷疑是視網膜色素上皮對先前退化的脈絡膜新生血管的反應。近視性脈絡膜新生血管是高度近視患者視

10 參考 https://litfl.com/forster-fuchs-spot/

力喪失的最常見原因，約 5% 至 10% 的病理性近視病例中，存在這種近視性脈絡膜新生血管。

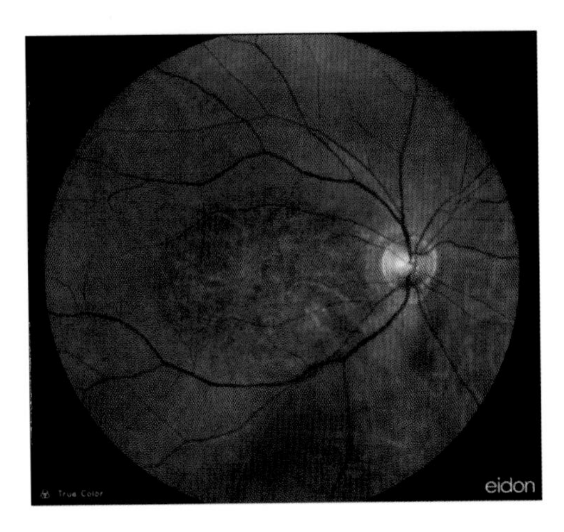

Fuchs 斑

葡萄瘤（staphyloma）的發展特徵是鞏膜組織外翻，通常涉及視盤或黃斑，這是一種常見的情況，估計發生在 35% 的高度近視眼之中。葡萄瘤很難用裂隙燈觀察，但以光學相干斷層掃描（OCT）、超音波 B 掃描，或高解析度眼部局部 MRI，均可很容易觀察得到。葡萄瘤通常與漆裂、視網膜色素上皮衰減、視網膜前膜和黃斑或中央凹裂相關。

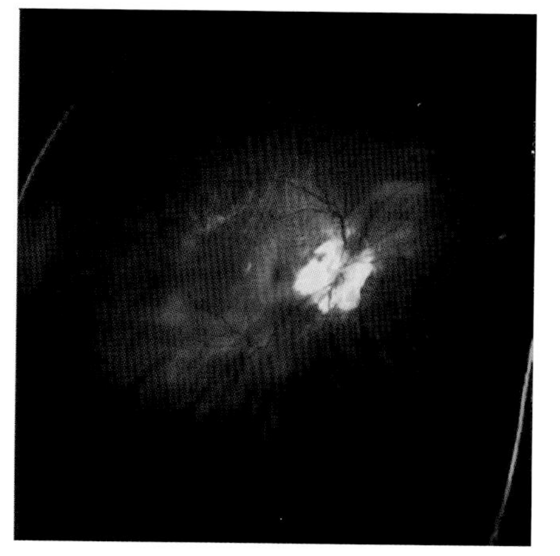

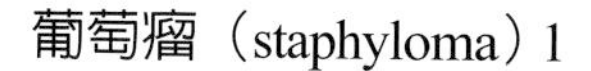

葡萄瘤（staphyloma）1

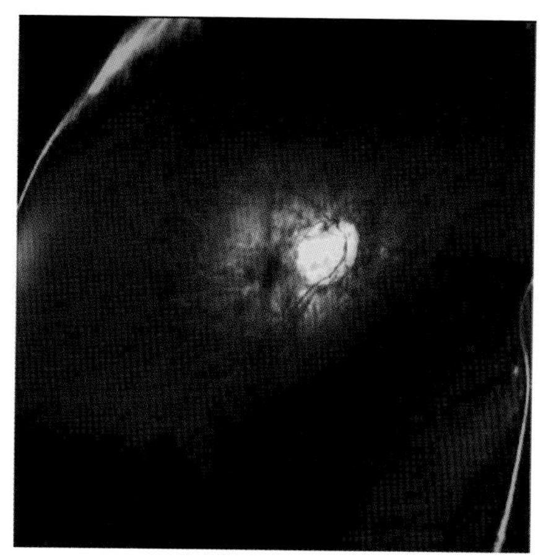

葡萄瘤（staphyloma）2

穩定的高度近視患者可以每年進行一次視力、屈光度和一般眼科健康隨訪。在發生脈絡膜新生血管或其他併發症的情況下，根據治療方案的決定，對患者進行更密切的追蹤。

第五節　視網膜專科臨床診斷

基於眼底檢查和特徵的識別，缺乏更佳的追查病變原因和診斷測試，合併更進一步的檢查是有必要的，可行的方式有：

一、螢光素血管造影（FA, fluorescein angiography）

可用於評估近視患者是否發生脈絡膜新生血管 CNV，早期圖像可能顯示黃斑和／或視盤周圍的 RPE 萎縮斑塊或區域的傳輸缺陷。血管造影可以透過透射缺陷的線性分布，來識別早期和傳輸階段的漆裂紋。在病理性近視中，與 AMD 中所見的脈絡膜新生血管 CNV 相比，CNV 的發展往往更小且滲出更少。近視脈絡膜新生血管可能表現爲高螢光病灶，低螢光邊緣對應於病變邊緣的色素沉著過度。任何相關的出血都會導致螢光受阻，在有或沒有著色邊緣模糊的後期圖像中可以看到滲漏（leakage）。近視性脈絡膜新生血管的滲漏比與 AMD 相關的脈絡膜新生血管更加微細，並且脈絡膜新生血管滲漏可能會被重疊的視網膜下出血部分或完全掩蓋。

二、吲哚菁綠血管造影

吲哚菁綠血管造影（indocyanine green (ICG) angiography）對檢測脈絡膜新生血管可能更敏感，因爲病理性近視中的血管滲漏，通常不如 AMD 相關病理顯著，並且在螢光素血管造影中更容易被遺漏。儘管與 AMD 相關的脈絡膜新生血管相比，近視脈絡膜新生血管的影像學研究發現更是微小，但患者對這些極小的病變很是敏感，常常會發生視覺變化是不成比例的病情。

以長期追蹤來說，譜域 spectral-domain OCT（SD-OCT）一直是跟蹤近視脈絡膜新生血管的首選方法。儘管 FA 或 ICG 對檢測更敏感，但 SD-OCT 是一種非侵入性、可量化且廣泛可用的脈絡膜新生血管監測法。脈絡膜新生血管是視網膜下高能見度的病變，不論有或無視網膜內液、視網膜下液或色素上皮脫離的併發。葡萄瘤的物理形態和變薄的視網膜層，對近視患者的 OCT 解釋是一種挑戰，但譜域 OCT 之分辨率適用於大多數患者，並容許檢測近視中心凹或黃斑裂孔之形成。因此，與雙目間接檢眼鏡檢查法（BIO）相比，用 SD-OCT 評估患者可以更佳的展示黃斑解剖結構。目前也有許多學者正在研究 OCT 血管造影在病理性近視中的效用。

最近，也有掃描和超廣角（ultra widefield, UWF）OCT 用以評估受到病理性近視影響的各種組織。掃描超廣角 OCT 使用波長掃描激光作爲光源，與傳統的光譜域 OCT 相比，其對組織深度的靈敏度更高；因爲是使用更長的中心波長，能穿透更深的組織，並增強對脈絡膜和鞏膜的評估。UWF-OCT 類似於掃頻源 OCT，但是使用了多條掃描線生成掃描圖，這種圖已用於視察後部葡萄瘤、近視性黃斑視網膜劈裂和圓頂狀黃斑。這些較新的成像技術提供的數據與圖像，可能有助於了解病理性近視的病理生理學以及新的治療方法。

第六節　藥物治療

目前並沒有已知可利用的局部或全身藥物療法，或以手術可有效的改變病理性近視眼鞏膜、脈絡膜和視網膜中發生的軸向長度的增加和變薄。動物和體外研究表明，鞏膜膠原交聯（scleral collagen cross-linking）有望阻止病理性近視的發展，但需要進一步研究來闡明這些影響。不過脈絡膜新生血管（病理性近視的主要併發症），還是有可用的治療方法。

第一個被廣泛採用的病理性近視脈絡膜新生血管療法是以光熱雷射消融新血管。這種治療因高復發率和光凝疤痕隨時間擴大的趨勢而變得很複雜，隨著雷射疤痕的邊界侵入或擴大到中央凹，會增加喪失中心視力的風險。

光動力療法（photodynamic therapy, PDT）在 1990 年代後期取代了熱雷射，這得到了 Verteporfin 光動力療法（Verteporfin in

Photodynamic Therapy, VIP）研究的支持[11]。PDT的優勢在於有可能選擇性地靶向新生血管，對視網膜、RPE 和脈絡膜的附帶損傷較小，並限制光熱激光治療中出現的大疤痕。VIP 研究表明，PDT 12 個月的療程在治療組中度視力喪失方面優於安慰劑組。然而，到了 24 個月的療程時，治療組與安慰劑組之間沒有統計學上的顯著差異。所以 PDT 治療後，有 13% 的人仍有中度視力喪失，而高達 57% 的人在一年內仍存在持續性滲漏。

抗血管內皮生長因子（anti-vascular endothelial growth factor, anti-VEGF）治療現在被認爲是近視脈絡膜新生血管的第一線干預措施。最初的證據主要基於回顧性研究和臨床醫師的經驗，且越來越多的前瞻性和隨機試驗已經發表或正在進行中。其中一項試驗是 RADIANCE（雷珠單抗治療繼發於病理性近視的脈絡膜新生血管患者的隨機對照研究，*A Randomized Controlled Study of Ranibizumab in Patients with Choroidal Neovascularization Secondary to Pathologic Myopia*）[12] 這是一項比較玻璃體內雷珠單抗與 PDT 治療近視脈絡膜新生血管的多中心隨機對照試驗。該研究報告指出，雷珠單抗 ranibizumab 治療組在 12 個月時視力有所改善。REPAIR 研究（雷珠單抗治療病理性近視脈絡膜新生血管的前瞻性、多中心試驗，*Prospective, Multi-center Trial of Ranibizumab in Choroidal Neovascularization due to Pathological Myopia*）[13] 也證明了雷珠單抗治療近視 CNV 的有效性和安全性。同時，MYRROR

[11] https://pubmed.ncbi.nlm.nih.gov/12045040/

[12] https://pubmed.ncbi.nlm.nih.gov/24326106/

[13] https://iovs.arvojournals.org/article.aspx?articleid=2147567

研究計畫（近視脈絡膜新生血管患者的玻璃體內注射阿柏西普，*Intravitreal Aflibercept Injection in Patients with Myopic Choroidal Neovascularization*）[14] 發現阿柏西普（aflibercept）對亞洲人群的近視 CNV 有效且安全。數據表明，與長期持續注射治療併發 CNV 的黃斑變性患者相比，患者在注射 1-3 次後更有可能獲得正向的臨床反應和 CNV 消退。目前，雷珠單抗 ranibizumab 0.5mg 已獲得美國 FDA 批准，用於治療近視性的 CNV。

第七節　手術

黃斑裂或中央凹視力下降的患者可能受益於玻璃體切除術（vitrectomy），以減輕對中央凹的牽引，並防止形成黃斑裂孔或黃斑部視網膜脫離。伴有黃斑裂孔或顯著脈絡膜視網膜萎縮的黃斑裂患者的視力預後較差，然而，80% 的中央凹脫離患者和 50% 的視網膜劈裂患者可能在手術後視力有所改善。在有或無脫離（detachment）的黃斑裂孔的情況下，使用氣體或矽油塡充物是必不可少的，因爲這會促進視網膜層的重新整合。同樣的，此法也是治療內界膜剝離（internal limiting membrane peeling），用來減輕牽引力和提高黃斑裂孔閉合率的重要方法。

近視也可能發生視網膜脫落，如果隔限於葡萄瘤區域，有時可以在不需干預的情況下進行監測。但如果發現任何不良進展，則需立即以手術處理。據一般經驗，在復發性剝離的情況下，使用黃

---

14 https://pubmed.ncbi.nlm.nih.gov/25745875/

斑帶扣（macular buckle）治療葡萄瘤以及持續的玻璃體牽引或脫離，比單獨的玻璃體切除術具有更高的中心凹再附著率。即使沒有玻璃體切除術，直接使用黃斑帶扣裝置也具有良好的視網膜再附著率，這可能是因爲依此分散牽引力道，RPE 與神經感覺視網膜的接觸得到改善。然而，由於術後併發症，如變形和脈絡膜循環改變，這種方法通常被認爲是第二線治療。也有人提出使用黃斑帶扣比玻璃體切除術更能同時解決中央凹、視網膜剝離和黃斑裂孔。不過，黃斑帶扣的效用目前仍有爭議。

第八節　併發症

病理性近視中與視力發病相關的併發症，包括逐漸變薄和萎縮，導致光感受細胞喪失、CNV 發展、黃斑裂孔、色素上皮脫離和黃斑或中央凹脫離。預計 90% 的 CNV 患者會在任何先前退化的 CNV 周圍出現萎縮，周邊視網膜剝離是另一種併發症。

第九節　預後

大約 40% 的病理性近視患者預計會出現漸進性視力下降，表現爲進行性脈絡膜視網膜變薄、萎縮和現有疤痕拉伸。在一項爲期 6 年的研究中，1.2% 的近視眼發展爲病理性近視，17% 的現有病理性近視出現進展[15]。基線近視嚴重程度和眼軸長度是預後惡化的有力預測因素，這些因素與較差的視力和視力相關的生活質量有關。

第十節　預防

預防病理性近視以目前的醫療技術大概還不太可能，如果假設高度近視與病理性近視有所重疊[16]，那麼較爲釜底抽薪的方法是降低近視進展的風險，這種措施目前僅限於學童近視防控。近視是兒童中一種重要且普遍的眼異常，其進展速度越來越快。全世界報告的近視兒童超過 8,000 萬人，存在相當大的社會經濟和公共衛生問題。此外，高度近視與潛在的致盲併發症有關，例如青光眼、視網膜脫離和近視性黃斑變性。近年來已經進行了大量研究，以確定近視的病因、與近視相關的危險因素、預防近視的技術，以及治療近視的方法。

15 Wong YL, Sabanayagam C, Wong CW et al. Six-Year Changes in Myopic Macular Degeneration in Adults of the Singapore Epidemiology of Eye Diseases Study. Invest Ophthalmol Vis Sci. 2020; 61(4): 14.

16 參見 https://eyewiki.aao.org/Myopia#Primary_Prevention

第5章 視網膜症轉診要點

第一節 忽略 vs 誤診

臺灣視光進入醫療領域之後，醫事人員就有需要負擔的職業責任，忽略（negligence）是指沒有做到按照法定或各地公會制定的執業標準，進行應該執行的檢查項目，因而沒有看到嚴重病徵。而誤診（misdiagnosis）則是指病徵判斷錯誤而沒有及時轉診。若因爲忽略或誤診，致使病人因之受到傷害甚至死亡而引發的醫療糾紛，都可能需要通過法律途徑予以解決。

目前臺灣驗光師遇到眼疾問題（或稱視力未能矯正至正常者），規定要自動轉診病人到各級眼科處理。未來是否會從加強醫學教育，而進展到美式一般科眼科與視光眼科醫師的執業模式尚屬未知，但是轉診的考量還是值得借鏡。因爲有的驗光師在臺灣的偏遠地區執業，立刻轉診到外地診所醫院也有相當程度的困難，在眼科專科醫師的遠程指導下進行診斷，也許也是未來的可行之道。

有些需要急診的病例顯而易見，但很多時候，一般科眼科和驗光師對轉診與否，持觀望態度；由於有這些模棱兩可的狀態，以下針對幾種緊急情況進行討論，爲了保持急診轉診項目的完整性，本書從角膜受損及急性青光眼一併談起，然後加強視網膜疾病的轉診：

一、角膜潰瘍（corneal ulcer）

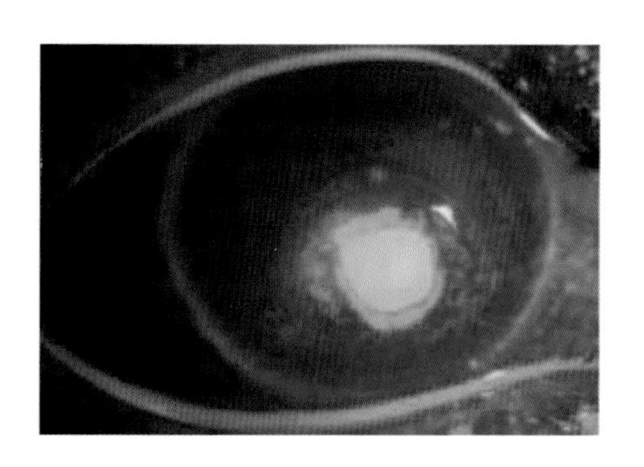

幾乎所有的角膜潰瘍都應該立即施以治療，因爲目前可用的局部抗生素非常有效，治療潰瘍時要記得：開始時經常需要每 1-2 小時給藥一次，尤其是在處理大型的、居於角膜中央的，或多發性的潰瘍之際。考慮等待幾天到一星期後，再添加類固醇眼藥，以避免上皮細胞層癒合延緩的過程。如果成本是一個問題，可以考慮使用 Polytrim，其藥效與最近開發的一些新世代抗生素一樣。如果需要，可請當地微生物實驗室培養，並確認引起潰瘍的菌種，以利對症下藥，也可以與當地藥房合作配製及使用特製的強化抗生素。

對治療無反應的潰瘍患者應轉診給角膜專家，如果病例進展到較嚴重的程度，角膜專家可以進行手術治療。其他時候，患者的依從性不佳（即不遵照醫囑用藥）以及潰瘍部位的基質厚度顯著變薄時，也應考慮轉診，因爲這可能是即將發生穿孔的預兆。原則上一定要注意到受影響區域與角膜其餘部分的基質厚度，以評估這種嚴重併發症的可能性。

二、嚴重的角膜擦傷或化學灼傷

嚴重的角膜擦傷或化學灼傷雖然非常痛苦，但透過適當的治療，這些情況還是會良好的癒合。如果發生化學灼傷，需要記住使用無菌鹽水（不得已的情況下可以使用自來水）沖洗，來中和眼睛的 pH 值。

像潰瘍一樣，幾乎所有這些病例都可以透過眼科治療，繃帶式隱形眼鏡、壓力貼片和阿托品有助於控制相關的疼痛，有時病人痛不欲生，就有必要使用政府管制的口服止痛藥，這應該是由有開藥許可的醫師執行。但應有專業的醫事人員每天監測這些病人，直到可以看到顯著改善，並且延遲幾天添加局部類固醇，這樣可以使上皮有更好的機會快速癒合。然而，也不應完全避免使用類固醇，因爲此藥有助於提高患者的舒適度，並減少痊癒後留下疤痕的機會。在治療期的前幾天，受傷的上皮可能會脫落，特別是在使用繃帶式隱形眼鏡或壓力貼片的情況之下，但不需要特別擔心，因爲角膜細胞會自動復生，人工淚液也可以爲這些患者提供額外的舒適感。

此外，如果基質受到的影響達到可能會留下明顯疤痕的程度，則需要進行角膜專科轉診。與其他情況一樣，對治療的不良反應和患者依從性不理想，都是病例轉診的合理理由。

三、急性青光眼

急性青光眼是少數必須儘快治療的急性眼疾病之一，隅角閉合會使許多醫師，尤其是剛畢業、出師的學生感到緊張。但如果臨床人員願意堅持不懈（這可能是一個挑戰，因爲很難打破舊觀念），幾乎所有情況都可以成功的處理。要特別注意的是，避免使用混合的點用眼藥劑。

如果病人在診所出現，或者打電話來報告的症狀與急性前房隅角閉合吻合，最重要的是儘快採取行動。如果手頭有眼藥滴劑或 Diamox 藥片，臨床人員都應在讓病人離開診所之前，嘗試降低眼壓 IOP。保留幾片 250 毫克的 Diamox 藥片以備不時之需，非常有幫助（藥量可以從 250 毫克或 500 毫克劑量開始，因爲 Diamox 藥片會引起嚴重的噁心，所以建議盡可能從小的劑量開始使用）。還需要確定 Diamox 不是緩釋型劑，這樣它的作用會更快；此外要避免使用前列腺素眼藥來降低眼壓。一旦 IOP 得到控制，病人一定得在當天或第二天接受邊緣虹彩手術（PI, peripheral iridectomy 或雷射 iridotomy），以防止眼壓再度上升。

眼壓的顯著改善可能需要一個多小時，但在某些情況下，即使經過這段時間，局部或口服治療也不會明確影響到眼壓，這些病人應該被轉介到可以當天就進行 PI 的診所／醫院／醫學中心。如果在診所內治療成功降低了 IOP，最好也考慮在隅角閉鎖發生的一兩天內進行 PI 手術，以防止再度發生。

四、黃斑裂孔

黃斑部裂孔（macular hole）是指位於視網膜中心部位的黃斑部產生一個圓形的破洞。臨床較常見的原因除了可能與玻璃體的皺縮和凝聚，對黃斑部中心凹切線方向的牽拉有關的原發性黃斑部裂孔之外，高度近視、黃斑囊樣水腫或眼球挫傷等，也都有可能造成黃斑部裂孔。黃斑裂孔的症狀是無預警的單眼視力模糊（一成的患者可能雙眼先後發病）、顏色變異、物體形狀扭曲，因爲不痛不癢，發現時視力大都已經在 0.1 以下。

診斷黃斑部裂孔並不困難，通常用 OCT 或眼底螢光攝影即可正確診斷，同時也可以排除其他的疾病。至於何時將黃斑裂孔轉診給視網膜專家？何時處理？其關鍵在於了解病人是處於哪個階段的黃斑裂孔：第 1 階段的裂孔（1A 或 1B）尚未在中央凹的內層破裂，此一階段中央凹在散瞳檢查時可能呈黃色，但不會出現明顯的特徵性紅點。第 2 階段的裂孔顯示視網膜破裂，但通常沒有鰓形蓋。第 3 階段和第 4 階段的穿孔是全厚度的，兩者主要區別在於玻璃體是否已脫離，如果發生脫離，則穿孔爲第 4 階段。

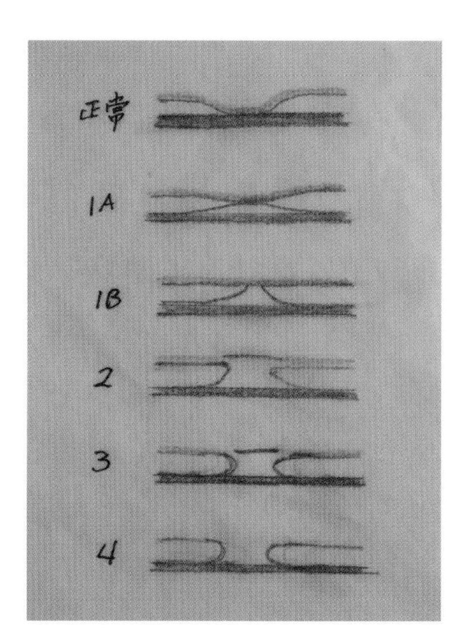

黃斑穿孔的 4 個階段

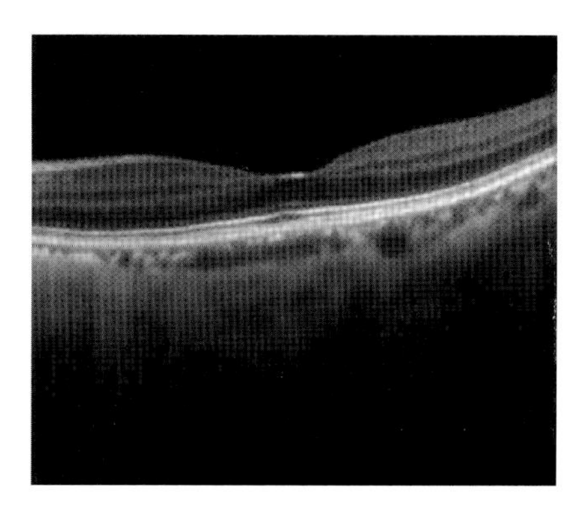

正常

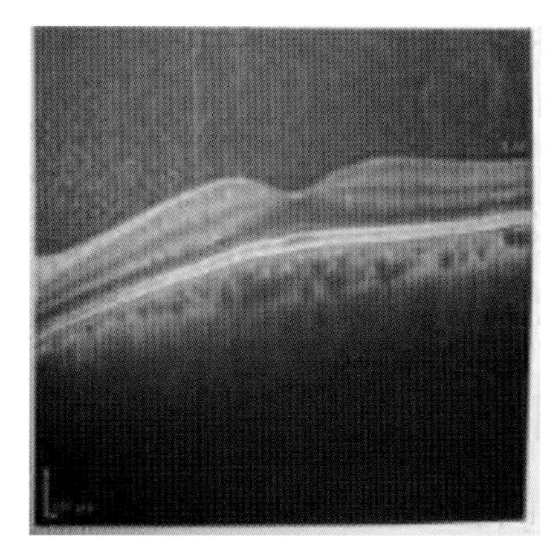

1A 階段

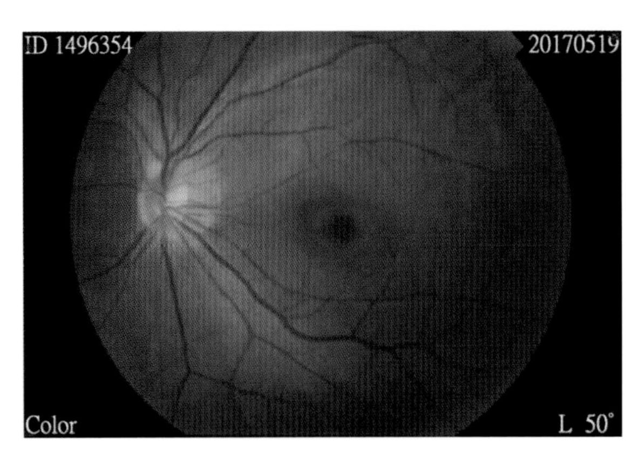

黃斑部裂孔

第一階段的黃斑部裂孔通常不被認爲是需要手術的級別，因視力影響不大，且有一半的機會自行恢復，所以只需觀察即可。因此，通過對患者的衛生護眼教育進行管理，讓患者了解視力變化的重要性並及時報告，定期散瞳眼底檢查進行監測，確保這些穿孔情況不會繼續惡化。一旦出現眞正的視網膜破裂（2-4 階段），患者應接受手術治療。大多數患者的穿孔能成功的修復，越早治療，患者的預後會越好。

一般而言，原發性黃斑部裂孔約有九成患者經由手術，裂孔可以修復。約有七成患者矯正視力，可進步視力表二行或二行以上。在黃斑部裂孔手術方面，主要使用玻璃體切除術並移除內限膜，再行氣液交換，即使用氣體來塡充玻璃體腔，在術後病人必須維持臉部朝下的姿勢數天，利用眼內氣體促進裂孔癒合。除少數病例外，手術多在局部麻醉下進行即可。嚴重的手術併發症很少，但仍有極少數患者可能產生如網膜剝離、眼內炎的機會。患者可與醫師充分溝通後接受進一步治療。至於續發性黃斑部裂孔的治療要一併處理發病源，對伴有視網膜剝離者，可根據病情選用合適的手術方法治療。

五、全葡萄膜炎

處理像全葡萄膜炎（panuveitis）這種影響到病人眼睛的前段、中段和後段的炎症的確較爲棘手，不過在努力之下，還是有可能可以成功的控制與管理。在有處方權的情況下，全葡萄膜炎的病人應接受口服類固醇治療（通常與眼局部類固醇劑治療結合）並密切的追蹤觀察。通常，全葡萄膜炎在開始治療後的幾天內就會看到改善，並且在數週內會達到完全緩解。

如果病人的病情對治療沒有反應，需要轉診進行類固醇注射。其他需要考慮轉診的病人，包括一些預期會出現的依從性問題，以及出現黃斑水腫，但口服治療沒有改善的病例。此外，對這些病人進行就地實驗室檢查是合理的，這樣可以查明可能的潛在系統性病因，也可能需要轉診給其他專科醫師進行診斷與治療。

六、囊樣黃斑水腫

囊樣黃斑水腫（CME, cystoid macular edema）是很多眼底疾病在黃斑部的表現，如葡萄膜炎、糖尿病性視網膜病變、黃斑區脈絡膜的新生血管、視網膜色素變性，絕大多數的黃斑囊樣水腫是由於視網膜毛細血管的滲漏引起的。滲漏的液體中含有大分子的脂肪質和蛋白質，囊內的液體必然較爲混濁；同時這些大分子的脂肪質和蛋白質不易被吸收，沉積在視網膜內，形成黃白色的硬性滲出。硬性滲出多圍繞滲出中心作環形排列，或依隨黃斑區 Henle 纖維的放射走向，排列成放射狀。

無論是由於過去的眼內手術、對類固醇的依從性差、還是其他潛在問題，囊樣黃斑水腫的範圍可以從極其微細到極為明顯，尤其是透過 OCT 觀察之時。不管最初的嚴重程度如何，大多數患者對局部眼藥治療還是有反應。在大多數情況下，應首先通過局部眼藥劑治療來處理，如 NSAIDs（如 Prolensa 或 Ilevro）和類固醇（如 Pred Forte 或 Durezol），可以單獨使用或聯合使用以減輕水腫。通常一個月內就能看到改善，但完全解決可能需要更長時間。如果 CME 很嚴重，可結合局部使用 NSAID 和類固醇治療。

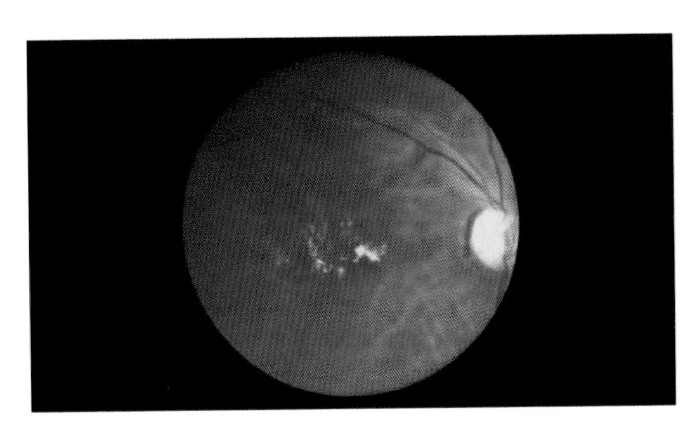

囊樣黃斑水腫（CME, cystoid macular edema）

治療依從性差的病人需要轉診。囊樣黃斑水腫患者可能最好從一開始就採取注射方式，這樣依從性就不是一個因素。在這些情況之外，在 2-3 個月內對治療沒有反應的囊樣黃斑水腫患者，尤其是當視力為 0.5（20/40）或更差時，即應轉診。

七、糖尿病視網膜病變或糖尿病性黃斑水腫

糖尿病視網膜病變（DR）或糖尿病性黃斑水腫（DME）這兩類病人均需轉診，很多指南側重於威脅視力的糖尿病視網膜病變的轉診和治療；也就是說，增殖性糖尿病視網膜病變（PDR, proliferative diabetic retinopathy，定義爲視神經或視網膜的新生血管形成）和中心部分受影響的 DME（CI-DME, center-involved DME，定義爲光學相干斷層掃描（OCT）中的中心亞區增厚），轉診的時間取決於疾病分期和位置。

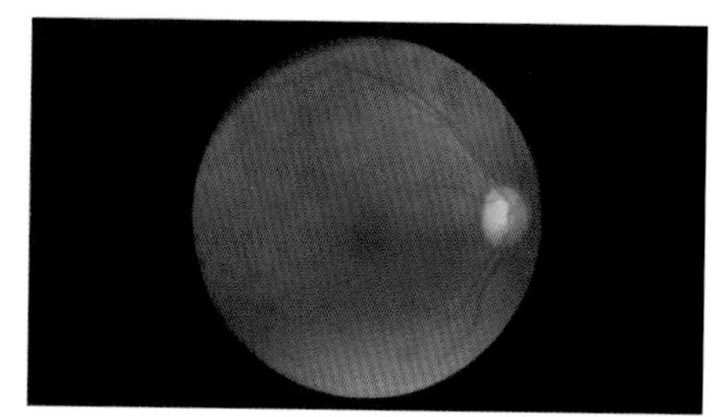

糖尿病視網膜病變

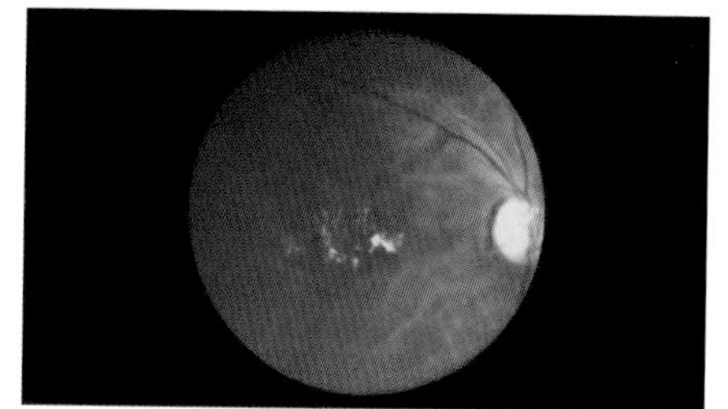

糖尿病性黃斑水腫

此外，早期治療糖尿病視網膜病變的研究（ETDRS, *Early Treatment Diabetic Retinopathy Study*）顯示[1]，泛視網膜光凝術（PRP, pan-retinal photocoagulation）不僅對 PDR 患者有益，而且對第二型糖尿病和嚴重非增殖性糖尿病視網膜病變（NPDR, non-proliferative diabetic retinopathy）患者也有益。並可根據特定的 ETDRS 標準，針對具有臨床意義黃斑水腫（CSME, clinically significant macular edema）的患者進行黃斑部激光治療。

[1] https://clinicaltrials.gov/ct2/show/NCT00000151

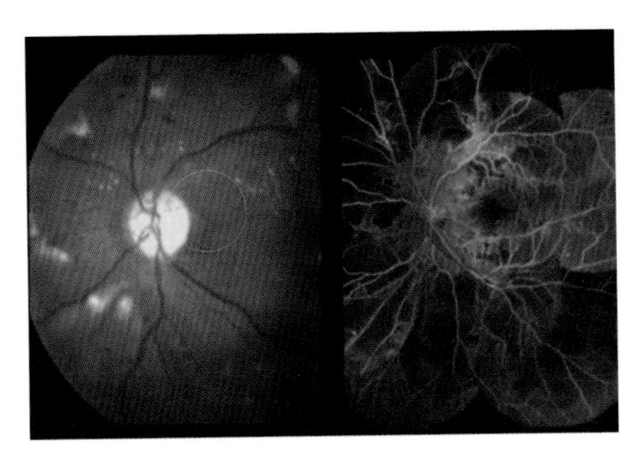

增殖前糖尿病網膜症

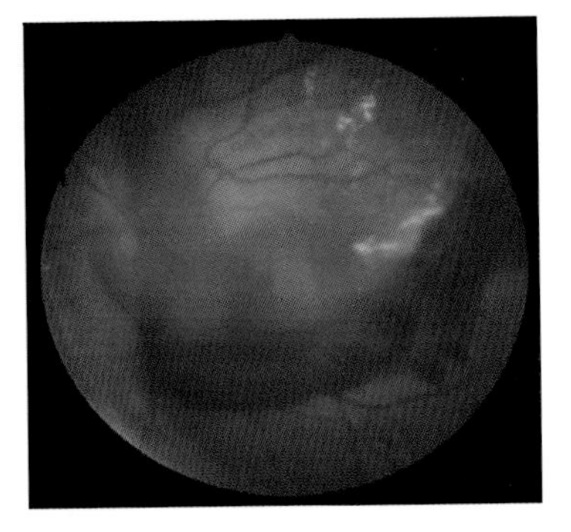

增殖性糖尿病視網膜病變

此外，在治療 PDR 方面，AVT（anti-VEGF therapy）已被證明不劣於 PRP，在患有 CI-DME 的玻璃體內注射抗 VEGF 劑的治療，已成爲黃金標準，因爲是基於多項臨床試驗的結果，其視覺和解剖學結果優於激光手術。不過目前尚未成爲治療 NPDR 或 PDR 的標準治療法。最近，大型前瞻性試驗表明，在非增殖性糖尿病視網膜病變（NPDR）中，早期介入 anti-VEGF 劑的治療，不僅可以穩定病情，而且可以使大部分病情較輕的患者疾病消退，並降低罹患早期 PDR 或 CI-DME 的機率。2017 年，雷珠單抗 ranibizumab（Lucentis, Genentech）獲得 FDA 批准用於治療任何程度的 DR（無論 DME 是否存在），而阿柏西普 aflibercept（Eylea, Regeneron）有望在不久的將來，獲得此類批准。從雷珠單抗和阿柏西普的數據顯示，在給予 AVT 時，明顯有更多的中重度或更嚴重的 NPDR 患者在糖尿病視網膜病變嚴重程度量表（DRSS, Diabetic Retinopathy Severity Scale）上，至少有前進兩步的改善。例如重度 NPDR 患者改善爲輕度或中度 NPDR，而且患者罹患其他威脅視力的疾病風險可能要小得多。

當然，以上這些都引出了一個問題：什麼時候應該將任何特定患者轉介給視網膜專家治療？可惜答案並不總是直截了當。

糖尿病病程和代謝控制，尤其是血糖和血壓控制的持續時間、穩定性、變異性等等因素，決定了不同個體的風險，不同的因素都可能促使某些患者比其他患者更應該早點被轉診。有證據指出，根據特定特徵，如社會經濟階層、教育程度和年齡，有一些病人有比較高的可能性不再回診，追蹤病人似乎應該朝目前臺灣驗光所的普及現象著手。此外，不同的視網膜專家根據自己的臨床經驗會有不同的治療標準，在沒有 DME 的情況下，可能會，也可能不會使用玻璃體內注射抗 VEGF 劑的治療。基於患者的合作、診斷儀器的層次和眼部介質的清晰度，一些重要的視網膜資訊可能很難明確化。糖尿病視網膜病變的嚴重性分級以及其複雜性，甚至會讓經驗豐富的臨床從業人員眼花繚亂。此外，也有視網膜專家表示，在決定誰需要和不需要治療時，他們找不到比寬視野螢光素血管造影術更有幫助的 DR 分級量表。

因爲糖尿病患者散瞳後的常規眼底檢查技術，可能會遺漏異常病徵，這樣的話需連續眼底成像和超寬視野成像，並使用無紅色，甚至更好的眼底自發螢光（autofluorescence）觀察攝影。更進一步的話，也可以使用 OCT 檢測亞臨床 DME 和內層視網膜變薄（視網膜糖尿病神經病變 retinal diabetic neuropathy），或使用 OCT-A 檢測非灌注 non-perfusion、亞臨床微動脈瘤（microaneurysms）和其他毛細血管異常化。另外，如果患者的糖化血紅蛋白（hemoglobin A1C）> 8%，特別是患者有初始 / 長期血糖控制不佳的病史，應考慮提前轉診。如果患者沒有定期接受糖尿病和眼科護理，單眼弱視、焦慮或抑鬱，或顯示出更嚴重的 DR 明顯危險因素，應諮詢當地的視網膜專家，以確定他們的轉診和治療偏好，並基於患者合理的期望下，促進知情對話。

所以說眞的，到底是何時轉診？

一般科眼科與驗光師應在自覺超出自己權限或是能力，處理特定的糖尿病或糖尿病視網膜病變病例時就要轉介患者。有鑑於此，轉診患有中重度或更嚴重非增殖性糖尿病視網膜病變的患者變得越來越有意義，也就是轉診糖尿病視網膜病變的病人，如兩個或多個象限的多處網膜內出血，或任何明確的靜脈珠狀與視網膜內微血管異常（IRMA, intraretinal microvascular abnormalities），特別是如果透過連續眼底攝影已經檢測到疾病的進展者，都應該有完整的眼底照護計畫。糖尿病視網膜病變的治療和管理方式都正在發生變化之中，從各方面來看，新標準正在轉向，此舉重點是發展，不僅可以在發病後期防止嚴重視力喪失，而且可以在早期介入減輕疾病嚴重程度的治療方法。

第6章 視網膜邊緣的觀察

此章又可以取名爲「不散瞳的風險」。大抵是因爲視網膜邊緣的觀察是預防與輔助正確診斷的重要資訊。檢查前需要用散瞳劑儘量放大瞳孔，因臺灣驗光師不許散瞳，也無擁有特別儀器，因此在教育訓練中忽略了詳細檢測視網膜邊緣病變（PL, peripheral lesions）的課程。爲何驗光師接受這樣的訓練很重要，整體而言，病人會到診所或眼科求助，多半都已經出現視力或視野相關的困擾，若可以一般常規配鏡時就發現問題，對病人可能是一輩子的幫助。

目前已經知道有許多與周邊視網膜相關的臨床病症，包括原發性病變和退化性的眼疾，都具有潛在威脅視力的後果。其他視網膜邊緣病變則有可能是全身系統性疾病的指標。舉個例子說明，由於儀器的進步，有些診所（目前也有許多驗光所有採購該項設備）使用超廣角攝影（Optomap）和光學相干斷層掃描（OCT），能快速檢測到視網膜邊緣病變，現在已經開始了解這些方法，有助於檢測到更多早期糖尿病視網膜病變（DR, diabetic retinopathy）。這種情況下，視網膜邊緣出現與黃斑微血管損傷，是否與代謝功能和神經病變的生物標誌（biomarkers）有關。如果視網膜邊緣發生被證明會影響疾病的結果，那麼視網膜周邊的評估可能會在早期糖尿病視網膜病變的篩查中，變得至關重要。

當然，目前散瞳後的眼底檢查仍然是檢測和評估視網膜病徵的標準。然而，如前所述，成像技術的進步，如 Optomap 以及 OCT，提供了新的高價值的工具，不僅可以用於中央視網膜病變的鑑別診斷和管理，還可以用於觀察記錄周邊視網膜病變。既然要了解周邊視網膜的變化，基本的解剖學知識還是非常重要。

第一節　視網膜「路標」

要從後極擴展到周邊視網膜的眼底檢查，首先需要熟悉某些解剖特徵。位於赤道視網膜的渦旋壺腹（vortex ampullae）就是其中之一，渦流靜脈有 4 或 6 個，因人而異，也有多種形狀和大小。

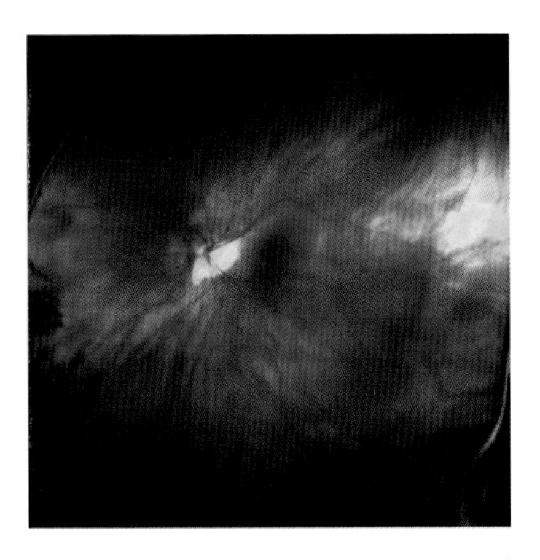

右方上及下的血管群，即渦旋壺腹

赤道前的區域是周邊視網膜，周邊和中央視網膜之間的視網膜色素上皮（RPE, retinal pigment epithlium）的分布差異，會導致異常外觀並導致診斷上的錯誤。其他重要的解剖標誌，包括鋸齒緣

（ora serrata），即視網膜和睫狀體（ciliary body）之間的鋸齒狀區域。Ora 鋸齒部具有不同程度的色素沉著、形狀和大小，也是會常常遇到診斷上的困難。玻璃體基底部（vitreus base）是一個玻璃體附著帶，在 ora 前部延伸 2 cm，在 ora 後部延伸 1 cm 至 3 cm，根據視網膜區塊和每個病人的不同，其明顯度和可見度亦不同。

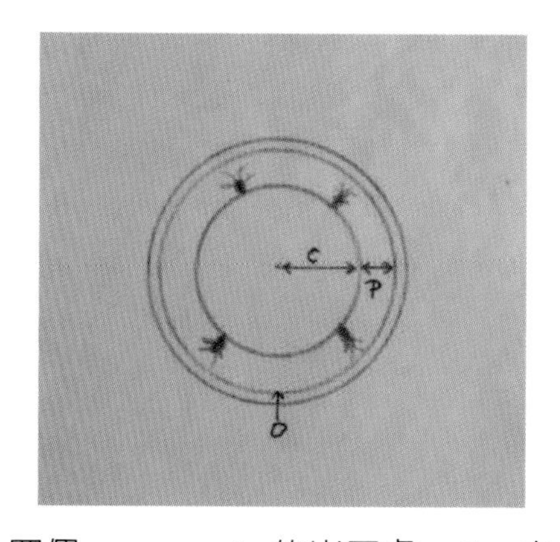

四個 vortex vein 的出口處，C：中央網膜，P：邊緣網膜，O：鋸齒緣（ora serrata）

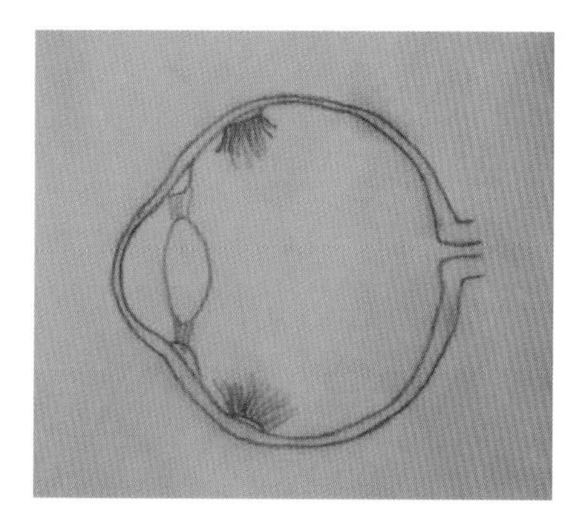

毛狀上及下為玻璃體基底部，與鞏膜交接處為 White with pressure，此處剝離會導致視網膜脫落

另一個常見的正常視網膜特徵是矛狀的長短睫狀後神經（long and short posterior ciliary nerves）。長神經更爲突出，通常位於網膜第三區和第九區。有時在三到九扇區中，可以看到短的睫狀神經。

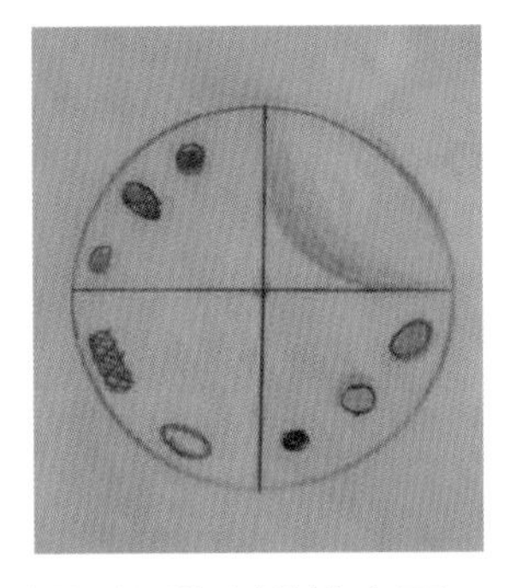

各式邊緣視網膜病變代表圖
藍：視網膜脫落，綠：玻璃體小聚合體投影，黃：滲出液，黑：網膜色素，紅：穿孔，白：薄化網膜，長橢圓：格子形退化

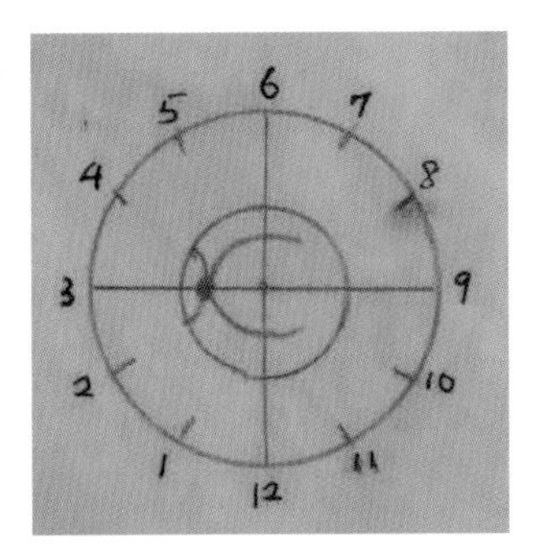

視網膜方位，此為左眼，方位與時鐘面倒反

第二節　邊緣視網膜病變

無法或沒有檢查到邊緣視網膜病變，最大的危險是錯過兩個大問題的警訊：（一）腫瘤、與（二）視網膜脫落，也有很多情況是（三）非惡性變化，但可能需要視網膜專科級的判斷。以下列舉幾個視網膜周邊的案例：

一、眼色素瘤

眼色素瘤（ocular melanoma）是一種侵襲性癌症，起源雖非視網膜本身，但是眼底檢查時，都能夠被察覺得到。眼色素瘤可能涉及眼睛的三個組織中的任何一個：虹膜、睫狀體或後葡萄膜（這三個區域統稱爲葡萄膜 uvea），眼色素瘤也可以發生在這三者的任意組合中。大多數黑色素瘤起源於後葡萄膜的脈絡膜，睫狀體是不太常見的起源部位，而虹膜是最不常見。虹膜黑色素瘤預後最好，睫狀體黑色素瘤預後最差。

大約 50% 的眼色素瘤患者會在診斷後 10 到 15 年發生轉移癌。轉移癌普遍是致命的。儘管在治療原發性眼腫瘤方面有相當進展，但 50% 的死亡率還是不動如山沒有改變，所以迫切的需要更多的研究來改善患者的預後。肝臟是體內受眼部黑色素瘤轉移影響最常見的器官（80% 的病例），但也有少數轉移到肺、皮膚或軟組織和骨骼。

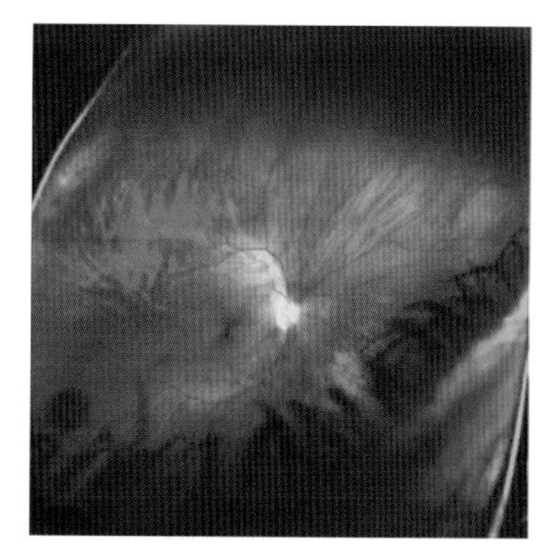

左下角黑色素瘤（melanoma）

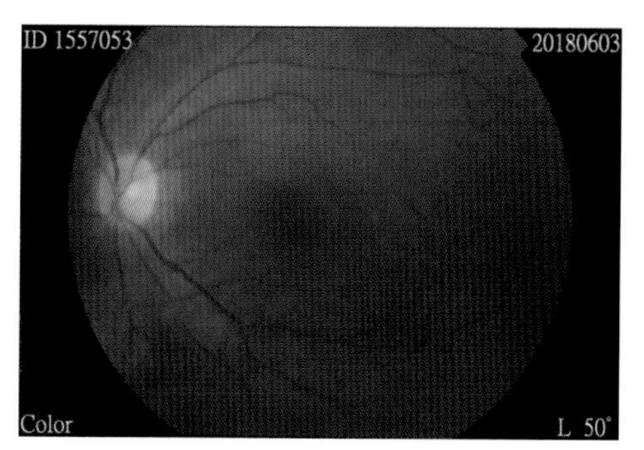

視盤與黃點之間上方疑似黑痣（nevus）

二、視網膜剝離

一般視網膜剝離（retinal detachment）的病患，因爲情況突然發生，都會誤以爲視網膜剝離是急性病症，其實不然，視網膜脫落是多年累積的慢性變化，最後發展到不可收拾。視網膜剝離的基本致因目前還是不明，從臨床的觀察，大概可以知道初步的網膜改變徵象，長期觀察是防止視網膜剝離的最佳方法。

臨床上最早看到的，或有或無症狀的病徵是視網膜撕裂（retinal breaks）和視網膜穿孔（retinal holes），這兩者在形態上類似，但起源不同。簡單的說：當玻璃體拉動視網膜時會出現視網膜撕裂，而由於視網膜逐漸變薄而出現視網膜孔洞。視網膜孔通常較小，導致視網膜脫離的風險較低。不過臨床處理上，應將視網膜裂孔與視網膜撕裂一樣對待。

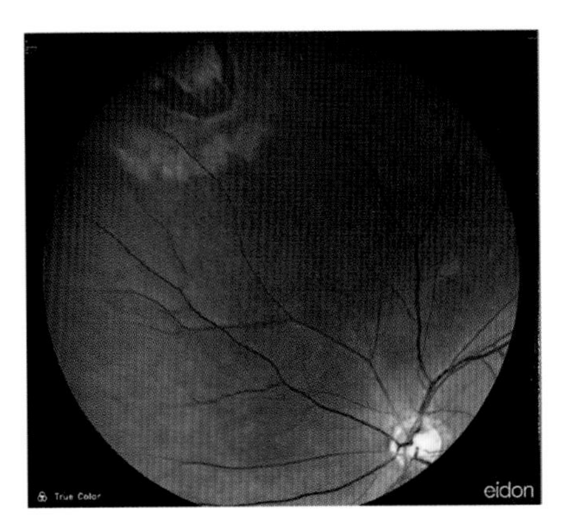

激光處理後的周邊視網膜剝離

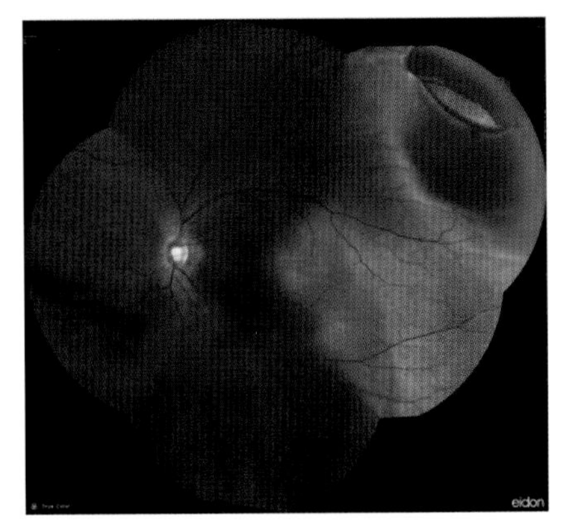

周邊視網膜剝離（右上）

視網膜剝離學的世界級大師 Dr. Charles Schepens 描述視網膜撕裂／穿孔的成因如下[1]：

1. 視網膜撕裂：主要是因爲玻璃體液化（即 liquefaction，另有 syneresis 一詞，但此詞也可以翻譯爲「脫水收縮」，是指膠原纖維

1 Schepens' retinal detachment and allied diseases second edition, Schepens C, Hartnett ME, Hirose T, Butterworth Heinemann, Boston, chapter 4, pp. 43-64, 2000.

（collagen fiber）部分的變化，併存於液化的玻璃體中），玻璃體的基底部位於眼前部，如果發生後部玻璃體剝離（PVD, posterior vitreus detachment），玻璃體會向眼前方移動，相對位置的脈絡膜與視網膜的連接點，會被玻璃體移動破壞，這樣就會產生撕裂。

2. 視網膜穿孔：起源是區域性的供血不足，而引起視網膜衰退，結構發生了變化。

3. 網膜透析（retinal dialysis）：起因不明，但病人多為 10-30 歲，甚少發生在 40 歲以上的成年及老年人。

4. 脈絡膜—網膜黏附性減低：此為老化常態，影響到脈絡膜與視網膜之間的矩陣 matrix 完整性。

至於視網膜剝離的先發因素，除了如白內障摘除（下詳）等眼球內手術，還包括近視、增殖性玻璃體—視網膜病變（proliferating vitreoretinopathy）、玻璃體出血（vitreus hemorrhage），以及脈絡膜—網膜發炎（choroido-retinal inflammation）。

第三節　預防視網膜剝離而需要處理的邊緣視網膜病變

周圍玻璃體簇絨（peripheral vitreous tufts）是由玻璃體與視網膜界面的先天性異常引起的，非常的小，以雙眼間接檢查鏡（BIO, binocular indirect ophthalmoscope）還不太容易觀察得到，以 OCT 追看，簇絨可以具有囊性和非囊性特徵。但一提起簇絨的下一階段是「有蓋子的網膜穿孔」（operculated retinal holes），多半人就會恍然大悟。玻璃體視網膜簇本身導致裂孔性視網膜剝離（RRD, rhegmatogenous retinal detachment）的風險很低。但玻璃體簇在其附著部位具有比視網膜更高的拉伸強度，可能會在後部玻璃體剝離（PVD, posterior vitreous detachment）期間，引起視網膜撕裂／穿孔，亦即可能轉變爲RD（retinal detachment），需要雷射手術預防。

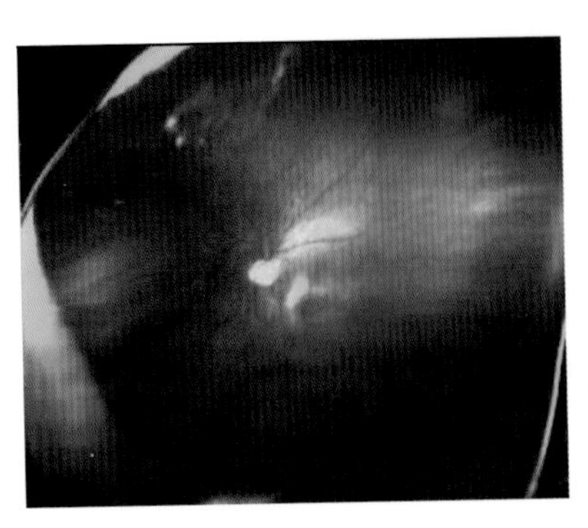

黏附在視盤上的玻璃體後部脫落（視盤左黑橢圓環，稱為 Weiss ring）

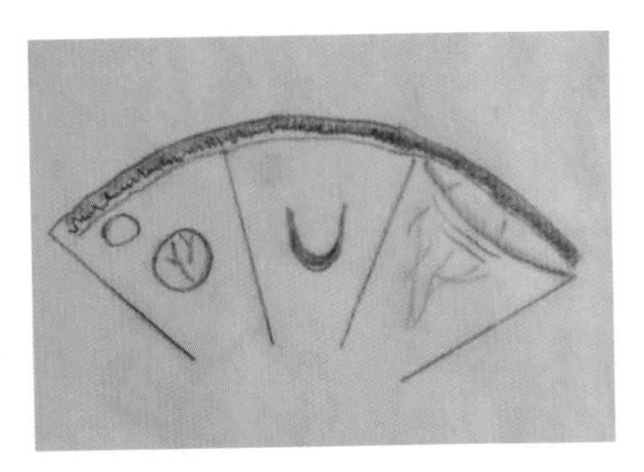

左：鰓形蓋掉在一旁的原來的有鰓蓋孔（operculated hole），中：HSRT，右：網膜透析（retinal dialysis）

另一種更爲嚴重的變化爲馬蹄形視網膜撕裂（HSRT, horseshoe retinal tear）。HSRT 是由於玻璃體牽引所引起的感覺神經視網膜全層破裂，通常由後部玻璃體剝離引起。閃光和飛蚊症是與此症相關的常見症狀，但也有病人完全無感。馬蹄形視網膜撕裂是大多數 RRD 的原因，因此所有 HSRT 都應在診斷後，儘早用雷射處理。

晶格或格子式（lattice degeneration）是一種常見的周邊視網膜（或玻璃體視網膜）變性，導致周邊視網膜異常變薄。格子式退化的臨床表現多種多樣，有些有白線，稱爲蝸牛紋（snail track），有些有色素。部分和全層視網膜孔洞和斷裂（partial-and full-thickness retinal holes and breaks）經常出現在網格斑塊內或附近。全層視網膜裂孔會使患者容易發生緩慢進展的裂孔性視網膜剝離。全層萎縮孔周圍的預防性激光治療，可以減少這種威脅。在 PVD 過程中，受晶格退化影響的區域更容易撕裂，導致急性裂孔性視網膜剝離，需要進行手術予以預防。

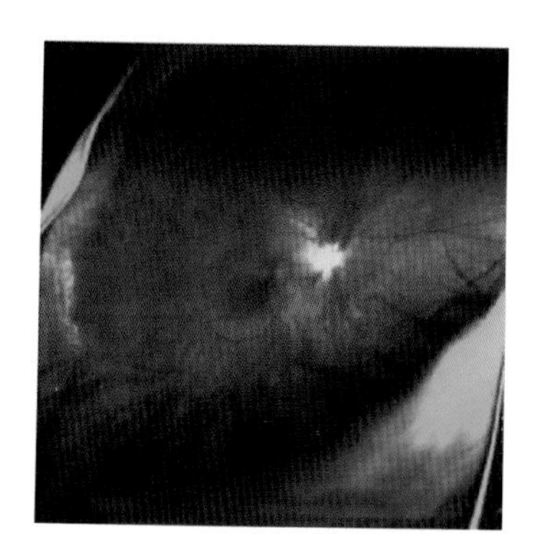

極左方：邊緣晶格變性

平坦部囊腫（pars plana cysts）是透明的大皰狀氣球狀結構，從平坦部的無色素睫狀上皮延伸到玻璃體皮質下的周邊視網膜。它們更常見於顳葉邊緣，影響全球 5% 至 10% 的人口。由於平坦部囊腫的位置和它們通常充滿的透明液體（透明質酸），一般非散瞳檢查可能不太容易發現。如果其大小是小於圓周 90°，屬良性改變，但是擴展到 360° 時會發生視網膜脫落。

第四節　風險度不同的邊緣網膜變化

遠小於圓周 90° 的網膜透析應該是近乎非惡性病變，類似於小的裂孔性視網膜剝離（RRD, rhegmatogenous retinal detachments）

或視網膜劈裂（retinoschisis），但與後者的區別是，網膜透析病變下方的視網膜血管，在仔細檢查時還是可以看得到。無壓力的白色和深色（white and dark without pressure）也是常見的周邊視網膜表現。白無壓力區（white without pressure, WsP）爲沒有使用鞏膜凹陷法觀察時看到的「視網膜變白」，通常位於赤道和周邊視網膜之間。傳統思維將這種情況的成因是玻璃體與視網膜界面的表現。不過此一想法在 OCT 檢查流行後存在爭議，因爲 OCT 發現 WsP 橢球區的增厚度和反射率增加。WsP 通常是一個偶然的、無關緊要的發現，但它可能在分辨視網膜破裂、裂孔性視網膜剝離，或是視網膜劈裂時出現干擾。此外，由於 WsP 在高度近視中更爲普遍，這些患者發生其他周邊視網膜退化性疾病和裂孔性視網膜剝離的發生率更高，因此追蹤這群病人是絕對必要。

另一方面，與周圍視網膜相比，沒有壓力區域的黑暗區域（DsP, dark without pressure）看起來比相鄰的網膜更暗。這些通常不會增加裂孔性視網膜剝離的風險，但經常出現在也有 WsP 和其他周邊視網膜退行性發現的眼睛中。暗無壓力的 OCT 成像顯示與 WsP 相反的結果，其橢球區的反射率低於相鄰區域。

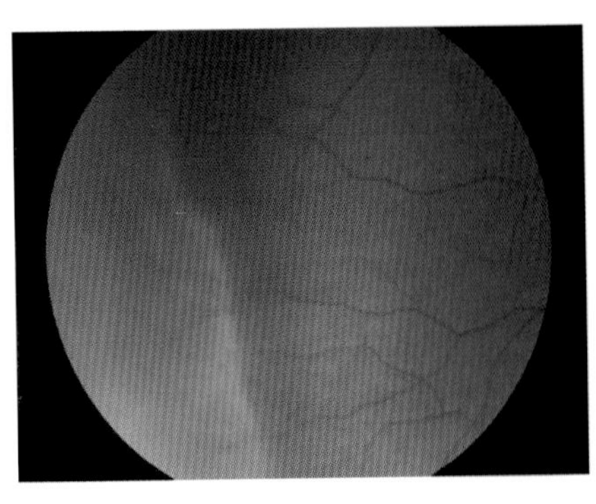

白無壓力區

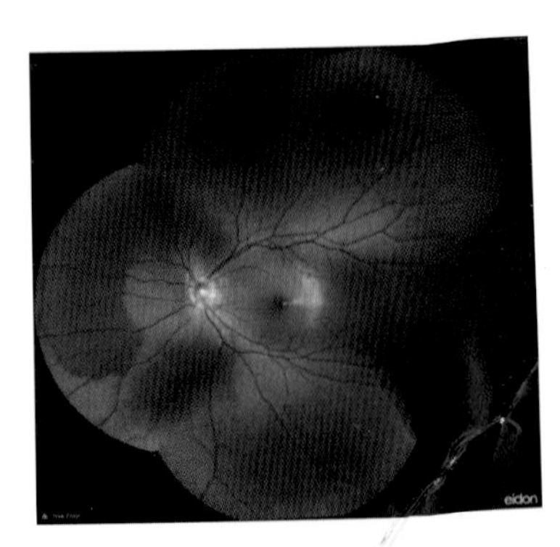

黑暗區域

再者，周邊玻璃膜疣和周邊網狀變性（peripheral drusen and peripheral reticular degeneration）是常見且經常被低估的周邊視網膜表現，在有或沒有黃斑變性的患者中都可以看到。儘管這些都與年齡有關，但應該是具有兩種截然不同的病症。由於它們是外部視網膜的改變，因此不會對外周網狀變性造成風險。從病理來看，外周變性的表型（臨床、OCT 和血管造影）結果與黃斑玻璃膜疣（macular drusens）相似。網狀色素沉澱外周網狀變性表現爲網狀色素結構，可能與黃斑變性相關的色素異常相似。

比較不明的是周邊網狀變性結果與老年性黃斑變性（AMD）之間存在基因型關聯的意義。此外，周邊玻璃疣也被認爲是阿爾茨海默症（AD）的潛在標誌。但周邊玻璃膜疣和周邊網狀變性不應用作 AD 或 AMD 的診斷指標，臨床從業人員倒是應該更徹底地監測，患有這兩種周邊視網膜退化疾病的病人。

脈絡膜缺血（choroidal ischemia）也與周邊視網膜病變有關。外周脈絡膜新生血管膜（CNVM, choroidal neovascular membranes）會偶然出現在外周脈絡膜疣的病例中，或出現在視網膜前出血、玻璃體出血或兩者引起的相關症狀的患者中。外周脈絡膜新生血管膜可以用與黃斑脈絡膜新生血管膜相同的方式，進行 anti-VEGF 注射，是頗爲有效的治療，有時無需治療進行監測即可，但是伴有玻璃體積血的病人可能需要進行玻璃體切除術。

鋪路石（或鵝卵石）退化（pavingstone/cobblestone degeneration）是另一種周邊視網膜和脈絡膜變性，不會造成裂孔性視網膜剝離。鋪路石退化可能與區域性萎縮有相似的形態。這些病變，以及外周網狀變性和外周玻璃膜疣，都與脈絡膜血管和可能的頸動脈功能有關。這並不是說，每個有這些病徵的病人都需要進行頸動脈疾病（CAD, carotid artery disease）的檢查；然而，如果存在其他合併症，例如吸菸和脂質異常，則可能需要評估頸動脈疾病；脈絡膜變薄也是 AMD 和近視性黃斑變性的一個相關特徵。

外周微囊樣變性（peripheral microcystoid degeneration）是最常見的視網膜內退化。臨床上，微囊樣變性表現爲視網膜外圍小而黃色的氣泡狀聚集物。在 OCT 上，它表現爲小的囊性空間，涉及內部核層和外部叢狀層。就其本身而言，微囊樣變性是一種良性病症，不過通常會是周邊後天視網膜劈裂（peripheral acquired retinoschisis）的前兆。

周邊後天或年齡相關性視網膜劈裂（peripheral acquired or age-related retinoschisis）是感覺神經視網膜分裂。這種特發性且通常是進行性的情況，可導致顳或顳下視網膜周邊出現大皰或氣球狀區域。在臨床檢查中，這些病變的寬度和高度範圍甚廣。它們通常有小的閃光或折射性沉積物，稱爲岡氏點（Gunn's dots），可在裂腔的內部區域看到。

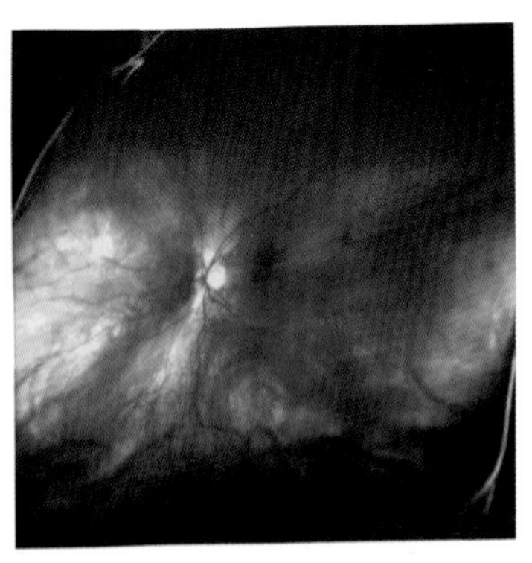

視網膜劈裂

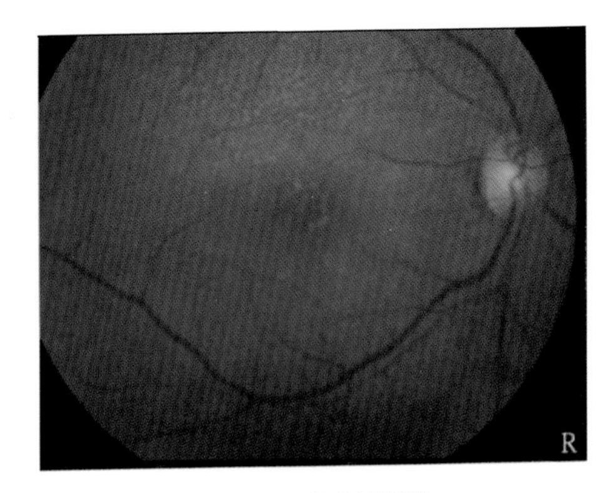

外周圍囊樣變性

區分視網膜劈裂與裂孔性視網膜剝離還不是很容易，淺層視網膜劈裂可能類似於慢性裂孔性視網膜剝離。兩者之間的區別包括（一）視網膜劈裂沒有與裂孔性視網膜剝離相關的分界線，以及（二）視網膜劈裂沒有全層視網膜裂孔或破裂。大皰性視網膜劈裂可表現爲急性裂孔性視網膜剝離。患者的症狀和視網膜破裂的存在與否有助於區分兩者。裂孔性視網膜剝離患者經常會出現臨床的症狀，而在大多數情況下，視網膜劈裂只是一個巧合的發現，OCT 也可以幫助區分兩者。裂隙燈評估也可能是一個有用的選擇，因爲使用裂隙燈可以確定患者是否能夠看到光線。視網膜劈裂患者在受影響的區域也會有一個絕對暗點，阻礙他們的視力。

隨著某些退行性變化的發生，視網膜劈裂造成的相對風險會增加。隨著時間的推移，萎縮性變化可能導致至少一個位置的外層視網膜失落。這些區域被稱爲裂孔內的視網膜外裂隙（ORB, outer-retinal breaks），可能有多種外觀，包括色素沉著改變、圓形或橢圓形紅色或橙色孔。只要裂隙的內層保持完整，玻璃體側和視網膜色素上皮之間的液體流量就會保持正常，也就不會增加裂孔性視網膜剝離的風險。然而，如果在 ORB 存在的情況下，在裂隙內側形成孔洞或撕裂，病人將更容易發生裂孔性視網膜剝離。

第五節　白內障手術與視網膜剝離

Charles Schepens 大師曾經深入研究白內障手術與視網膜剝離的關聯，早年的白內障手術是取出整體的囊內摘除術（intracapsular extraction），與現在的囊外（extracapsular）手術不同。囊外法留存水晶體的後囊，因此也保全了玻璃體的整體性，所以玻璃體不再向眼前部移動，也減少了後部玻璃體剝離（PVD）的發生率。但是其他的風險因素還是存在：（一）睫狀體與視網膜邊緣術後發炎；（二）術後玻璃體成分改變，透明質酸（hyaluronic acid）濃度減低；（三）視網膜與脈絡膜黏合度因手術而加速降低；（四）發生次生白內障時的使用 YAG 雷射打洞（不過次生白內障可以說是發炎的結果，倒未必是 YAG 手術本身所引起）。據報告指出，術後一年內發生視網膜剝離約占 60%，但是 40% 是在第二到第六年中發生[2]，此處所引論文雖是老數據，而且是指整體水晶體摘除後的病人，但白內障手術後的追蹤檢查還是至爲重要，不可忽視。

茲以一實例說明：

11/16/2021 病患 J Lim 緊急越洋通訊：I have been experiencing a light haze with lots of tiny tiny in front and some large floaters of my right eye which I did a cataract [surgery] with a monofocal lens [implant]. This vision is affecting my long distance sight. The cyst seems to be on my right which I can see a small shadow on my lower left vision. My Eye Dr told me all is OK and I will get use to the floaters and the haze a matter of time..I am curious as all this while I am good with my vision until these floaters and haze came in picture 1 to 2 weeks ago.

病人的眼科醫師的報告見附圖，視網膜正常，診斷爲 floaters（漂流體），但 haze（模糊體）來源不明，懷疑是次生性白內障，

2 Hagler WS.Pseodophakic retinal detachment. Trans Am Ophthalmol Soc. 1982; 80: 45-59

需進一步檢查。

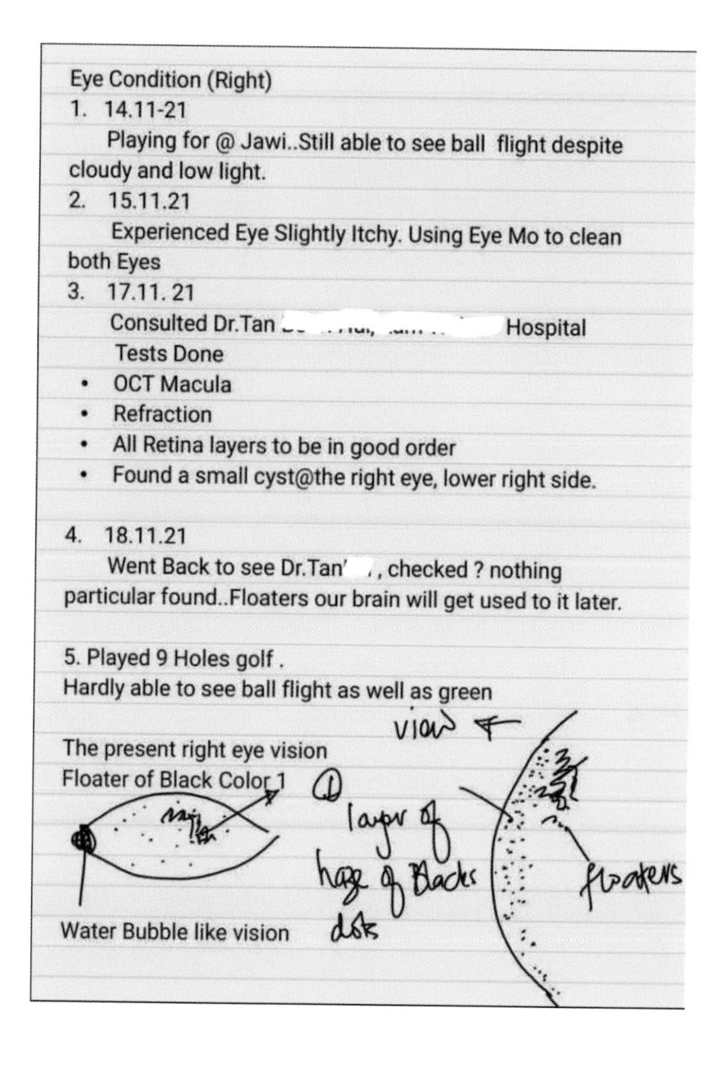

Eye Condition (Right)

1. 14.11-21

Playing for @ Jawi..Still able to see ball flight despite cloudy and low light.

2. 15.11.21

Experienced Eye Slightly Itchy. Using Eye Mo to clean both Eyes

3. 17.11. 21

Consulted Dr.Tan Hospital

Tests Done

- OCT Macula
- Refraction
- All Retina layers to be in good order
- Found a small cyst@the right eye, lower right side.

4. 18.11.21

Went Back to see Dr.Tan, checked ? nothing particular found..Floaters our brain will get used to it later.

5. Played 9 Holes golf .

Hardly able to see ball flight as well as green

The present right eye vision

Floater of Black Color 1

Water Bubble like vision

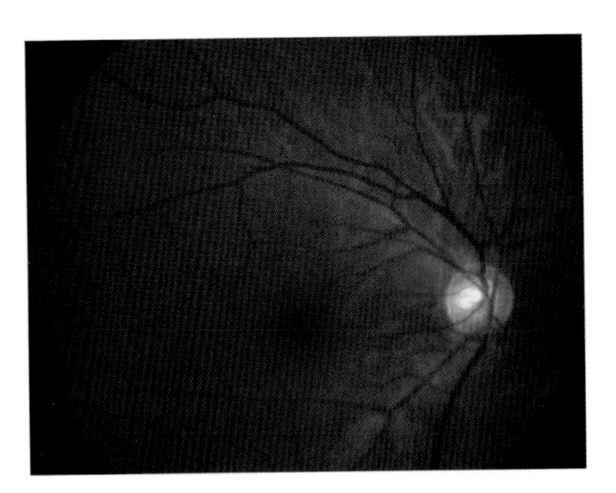

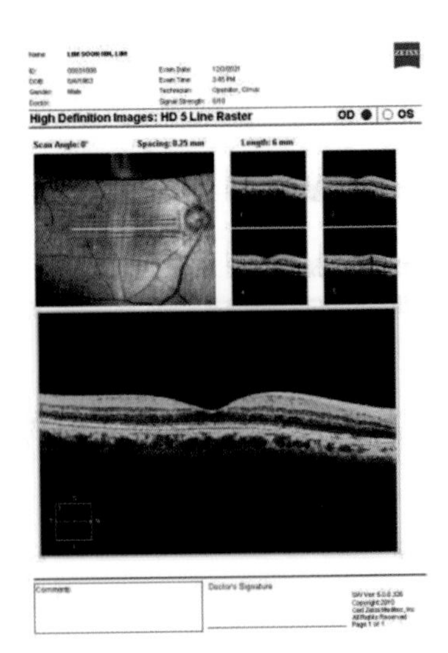

11/17/2021 眼底圖及黃點 OCT 均為正常

11/18/2021 眼科醫師用 capsulotomy 手術處理次生性白內障，中心部視力有所改善。但是右下邊的模糊體還是存在，並持續擴大，涵蓋了 25% 視野。

11/20/2021 懷疑是 PVD（posterior vitreous detachment）拉扯到視網膜。

11/22/2021 診斷：視網膜剝離。

11/23/2021 由視網膜醫師 Dr Lai 緊急手術，修補兩處視網膜撕裂（retinal tear），並注射 C3F8 氣泡，上浮時就能把視網膜推向鞏膜，讓兩者自然黏合。復原期中最困擾病人的是睡覺時頭部應該保持何種位置才能避免氣泡移位，最後依視網膜撕裂位置決定面朝上的高枕兩個枕頭

11/29/2021 病患 J Lim 報告：Seems my Vitreous liquid is filling up pretty fast, I think I have about 30% of my top vision clear. After 1 week of the surgery.

12/3/2021 病患續報：Dr just did a retina check on my eye and he said recovery is good..flat retina..

這位病人觀察力敏銳，發現視覺有變化後，立即至原開白內障眼科醫師診所求診，經處理後，診斷出有視網膜脫落的可能，立刻轉送視網膜專科手術治療。因爲撕裂位置在視網膜邊緣，黃點不受影響，所以病人能保持與術前一樣的良好視力。爾後每年需複查一次，以防新生的視網膜—玻璃體變化。

第六節　結論

周邊視網膜退行性疾病很常見，並且經常同時出現。誘發因素包括年齡和近視屈光不正；然而，這些也可能是巧合的發現。由於威脅視力的後遺症是潛在的副作用，瞳孔放大的眼底檢查和輔助成像，對於確定預防、治療和適當隨訪的需求至關重要。也就是說，除非使用 Optomap 等廣角攝影機輔以 OCT，不散瞳的眼底檢查很可能發生不理想的後果。

第7章 大型篩檢

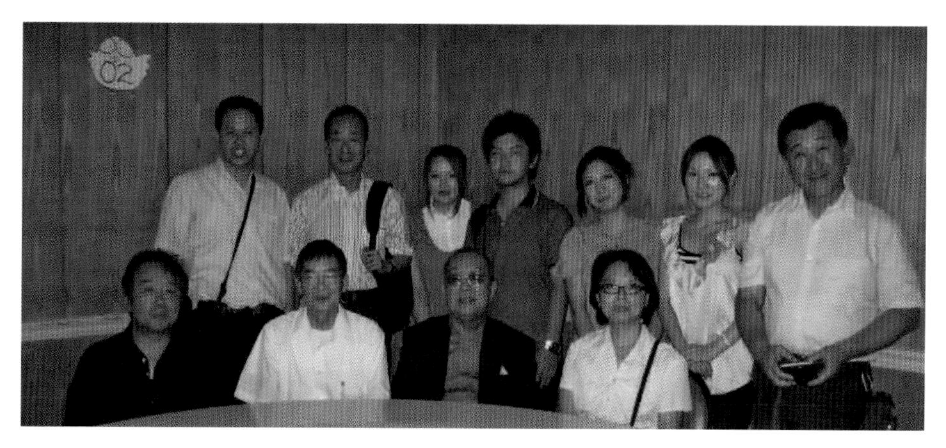

日本團隊成員：前排右 2 為佐々木一之教授，左 1 為佐々木洋教授，後排右 1 為坂本保夫教授，右 2 為田村美華視能訓練士，右 3 為初坂奈津子助教，左 2 為小島正美教授，左 3 為伊井彩視能訓練士，左 4 為関祐介視能訓練士；臺灣團隊代表：前排左二為鄭宏銘教授，右一為吳桂芳志工，後排左一為黃華德助理教授

參與者與單位：

· 金澤醫科大學眼科學系 – 佐々木洋團隊

· 東北文化學園大學視覺專攻 – 佐々木一之團隊

· 中山醫學大學視光學系 – 鄭靜瑩、孫涵瑛等教職員及學生

· 元培科技大學視光學系 – 黃華德等教職員及學生

· 馬偕紀念醫院眼科 – 鄭惠川、蔡翔翎、楊熹明

· 臺北縣淡水鎮 – 蔡葉偉鎮長及同仁

· 淡水漁會 – 李惠妤
· 淡水同濟會 – 林國峰會長及同仁

臺灣視光教育一向有爲學校師生或社區民眾進行小型眼睛篩檢的活動，到 2009 年左右，較爲大型的跨視光系篩檢計畫，由日本眼科團隊與臺灣眼科暨視光團隊，分別在臺中、臺南、淡水等地進行合作。分爲小學學童、國中及高中學生，以及 50 歲以上的中高齡族群，進行蠻完整的視覺篩檢，人數分別從數百人至將近千人不等。

視光系學生之參與，可以大舉增加臨床經驗，除問卷調查、測試視力及驗光外，並執行視光例行眼功能測驗（項目見下表）。數據在統計分析後，並在國內外眼科醫學會及國際期刊陸續發表。

下表爲 5 項眼睛功能異常的學生人數及其基於每一年級人數的百分比：

	一年級	二年級	三年級	四年級	五年級	六年級	全校年級
立體視覺	9 (9.47%)	5 (4.67%)	7 (5.98%)	13 (9.56%)	16 (11.51%)	14 (14%)	64 (9.22%)
遮眼測驗	14 (14.74%)	16 (14.95%)	20 (17.09%)	20 (14.71%)	14 (10.07%)	14 (14%)	98 (14.12%)
眼外肌功能	1 (1.05%)	4 (3.74%)	2 (1.71%)	5 (3.68%)	7 (5.04%)	2 (2%)	21 (3.03%)
彩色視覺	3 (3.16%)	8 (7.48%)	3 (2.56%)	5 (3.68%)	9 (6.92%)	8 (8%)	36 (5.16%)
瞳孔反應	8 (8.42%)	12 (11.21%)	19 (16.24%)	20 (14.71%)	20 (14.39%)	17 (17%)	96 (13.83%)

淡水漁人驗眼計畫檢查項目以攝影爲主，收集經常曝露於陽光的眼角膜、眼結膜以及紫外線對水晶體的傷害程度，同時對眼睛進行一次完整的體檢，如測量眼軸長度、角膜弧度、眼壓。所得結果與紫外線曝露量相關的分析，並建議可行的民眾防紫外線曝曬的辦法，一併呈交淡水鎮公所，視網膜之影像則能提供長短期局部或系統病的病徵，其分析詳述於下：

參與淡水計畫的民眾共 859 人，除一患者適配義眼外，共 1,717 眼，分 9 日完成作業。因爲不是隨機取樣的眼疾發生率的調查，而是居民意願自發性的篩檢，所以受檢人應是偏多於已有眼疾的群眾，雖不能代表一般人口，但是可以代表各校學生在校外的民眾篩檢活動上可能收到的受檢人數。淡水漁人碼頭成人篩檢計畫發現正常眼底占 62.3%，其餘爲異常眼底，又可分成 12 類，每類人數不等，分別陳述如下：

1. 已動過手術的患者視網膜照片，需肯定病人尚在眼科醫師照護之下。

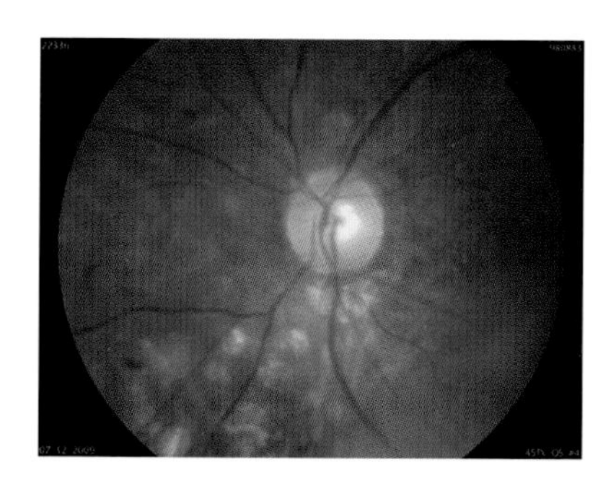

糖尿病雷射手術

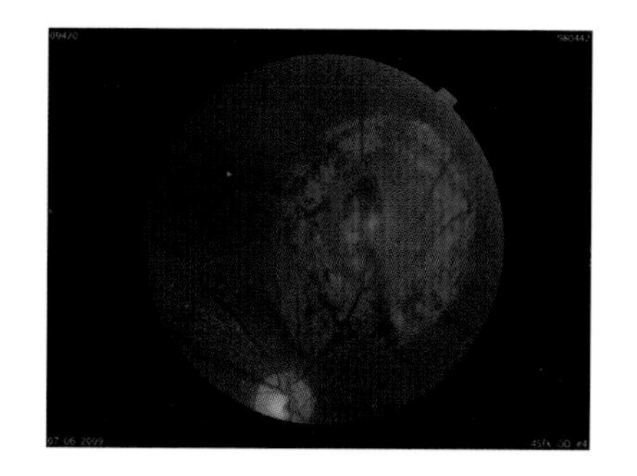

視網膜剝離手術

2. 視盤出血，可能是正常／低眼壓青光眼，需轉診至青光眼專科。

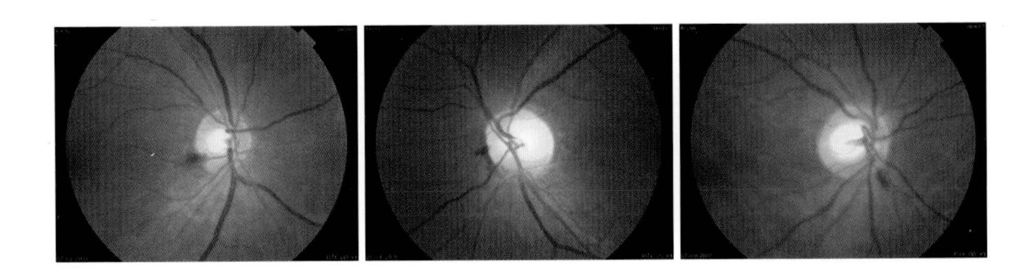

3. 黃斑部退化（AMD）末期，建議服用 Ocuvite 或類似非處方營養口服劑，並轉診眼科長期照護，同時由社政單位接管處理。若病人處於工作階段，則可由勞政單位提供職務再設計服務。

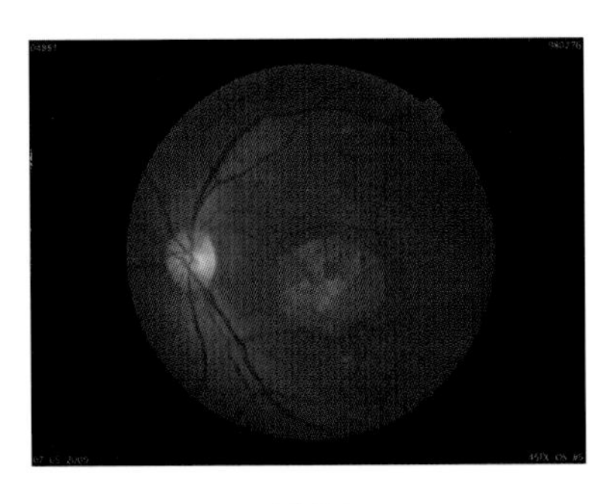

AMD

4. 色素性視網膜病變／夜盲症（RP），由低視力專科處理，需眼科及生活重建長期照護，建議連結國家資源及社福機構，進行觸讀、聽辨、生活自理與定向行動等訓練。

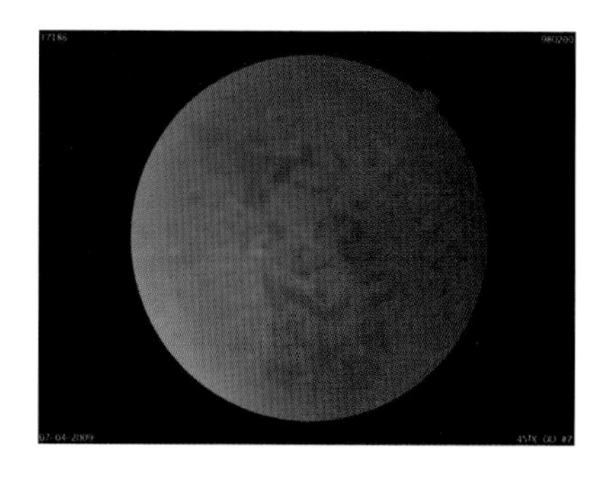
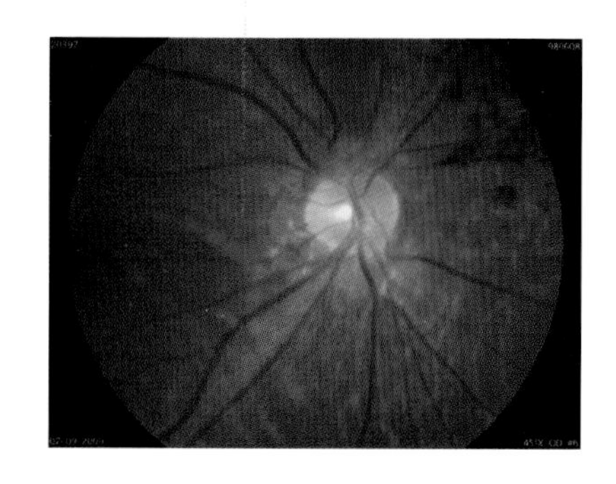

5. 出血，大量出血爲急診病例，可能需要切除玻璃體，小出血如初期糖尿病視網膜病變，除短期追蹤外，如有惡化需由內科進行照護。

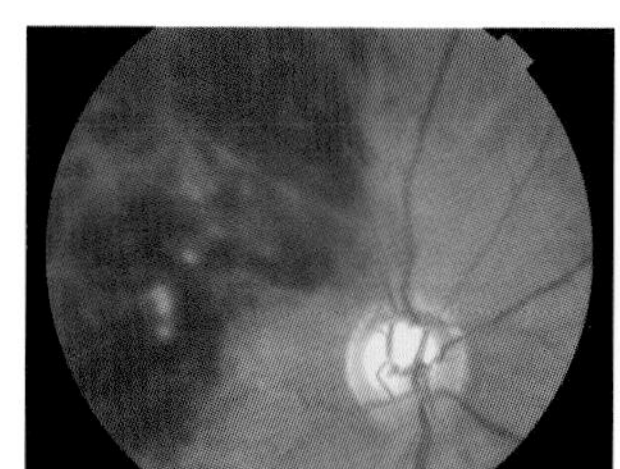
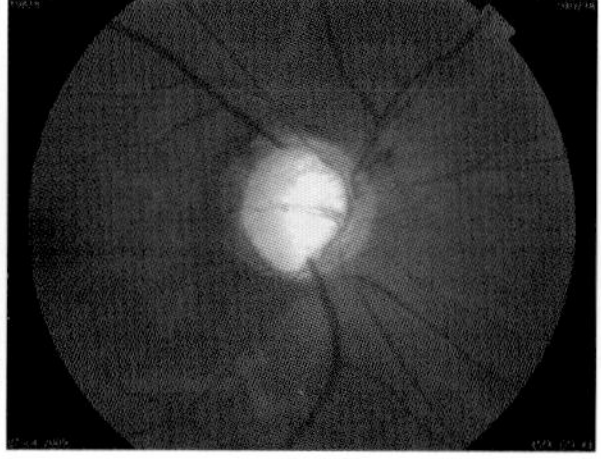
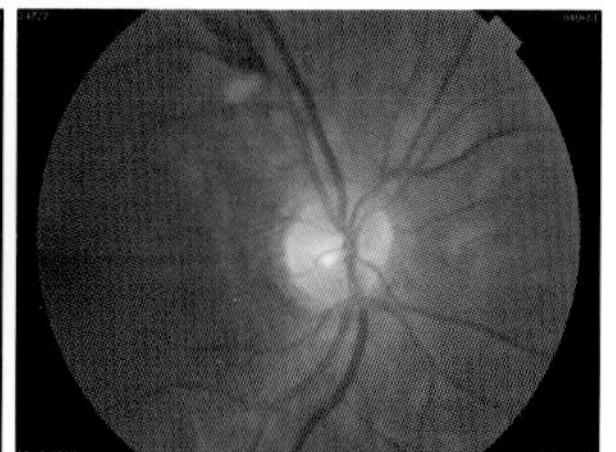

6. 先天性視網膜色素上皮肥大（congenital hypertrophy of the retinal pigment epithelium, CHRPE），視網膜色素上皮是一層緊貼於視網膜感覺神經之外的色素細胞，與其下方的脈絡膜和其上視網膜神經細胞緊密相連，臨床上並不常見，可能在老年性黃斑部病變、色素性視網膜炎，及糖尿病視網膜病變的患者中觀察到此一現象。

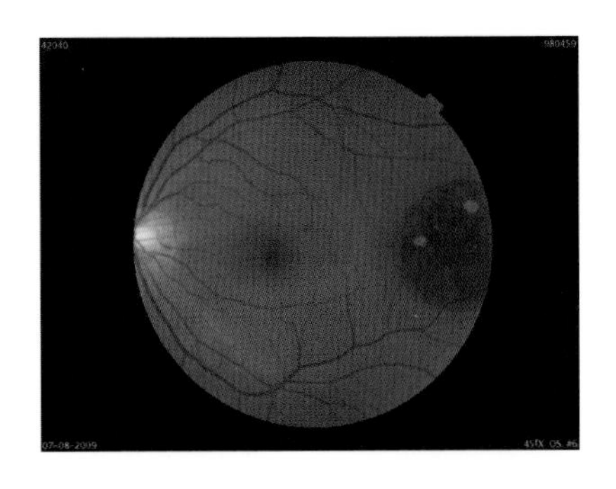

7. 痣（nevus）：長期觀察，如有變化需以癌症處理。

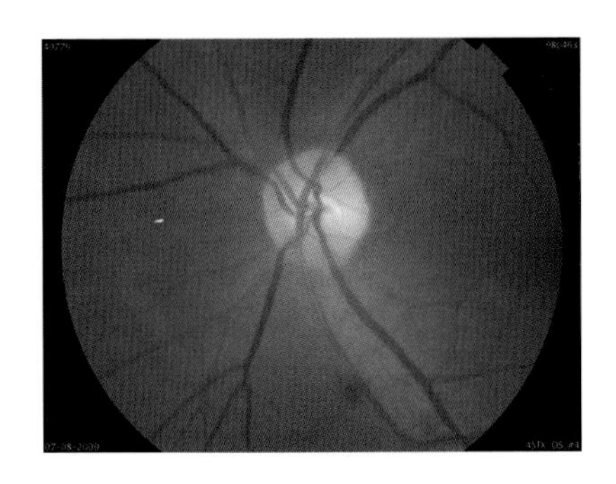

8. 視杯擴大（疑似青光眼）：考慮視野檢查，轉診青光眼專科。

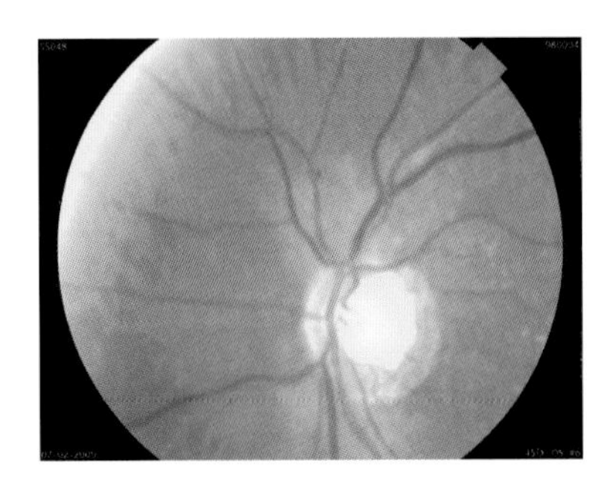

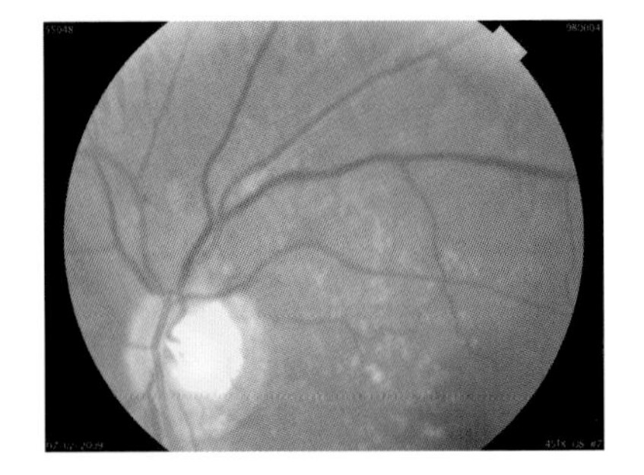

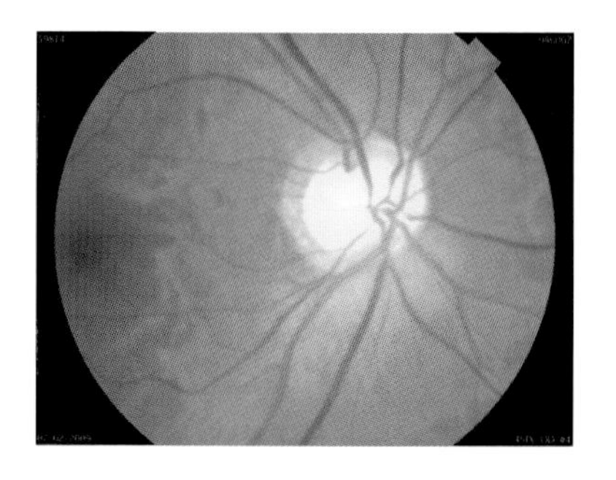

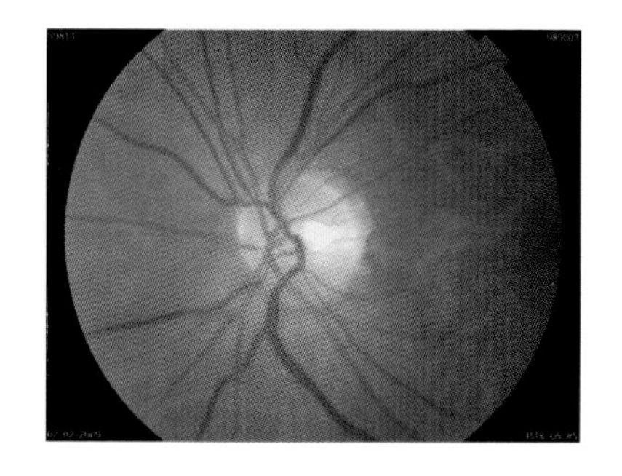

9. 視盤周邊異常：考慮做視野檢查，長期觀察，如有變化，轉診視網膜專科。

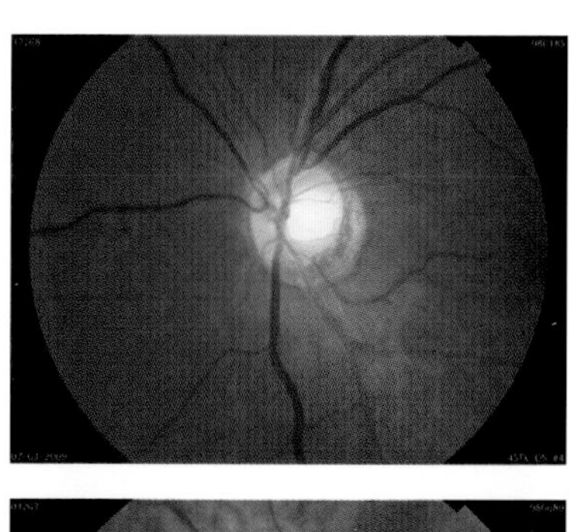

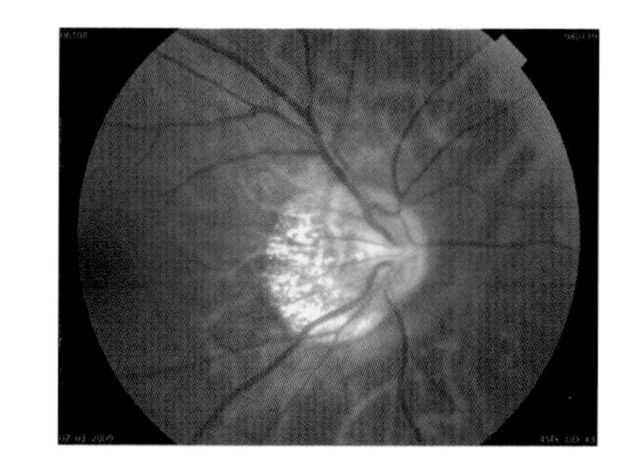

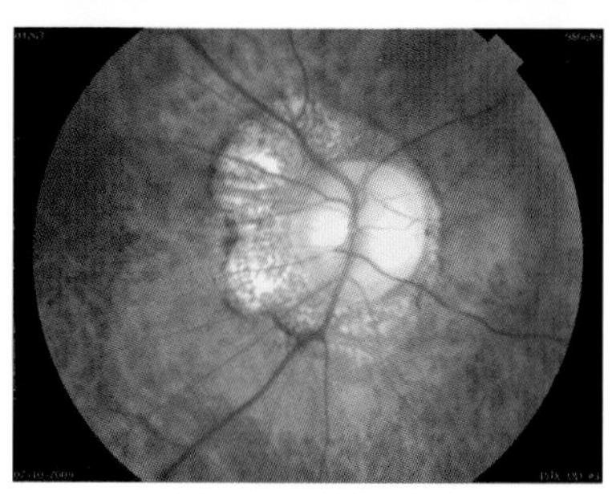

10. 滲出液（exudates）：長期觀察，如有變化，轉診視網膜專科或內科。

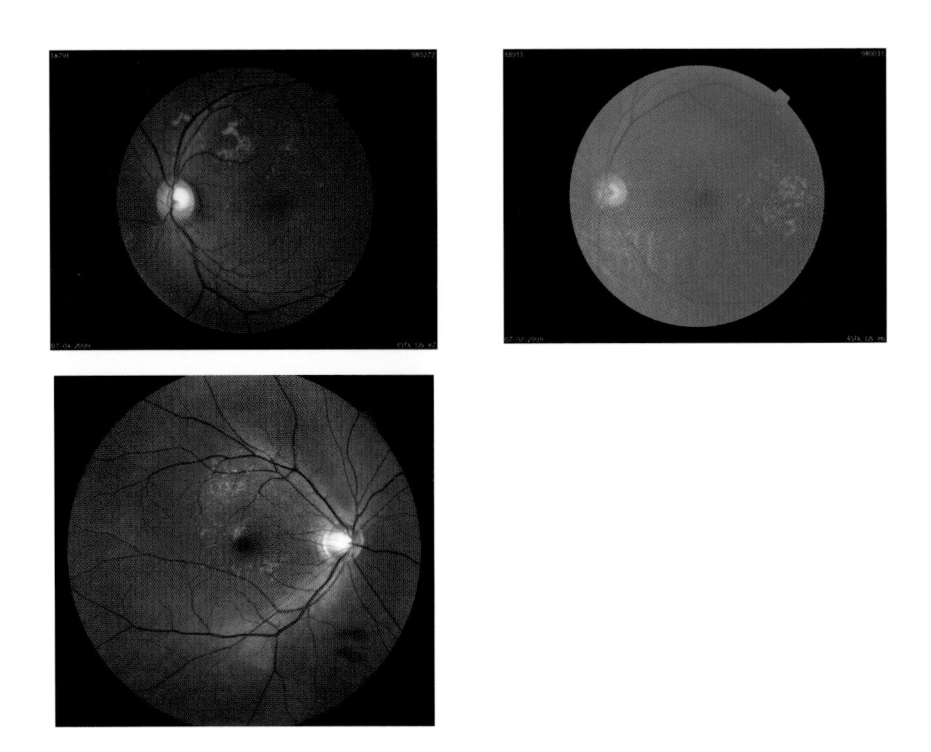

11. 血管變化：長期觀察，如有變化，轉診視網膜專科或內科。

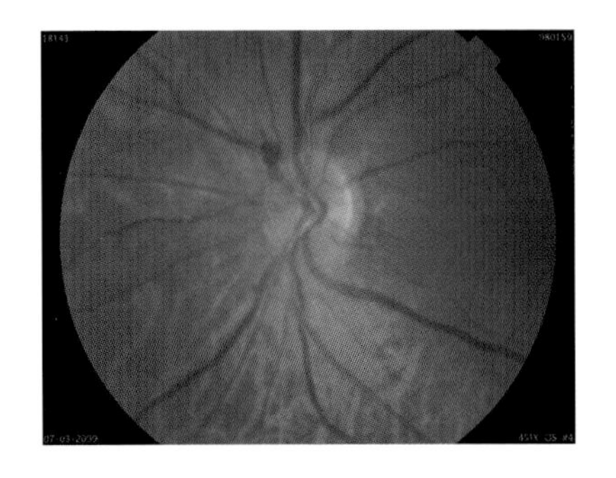

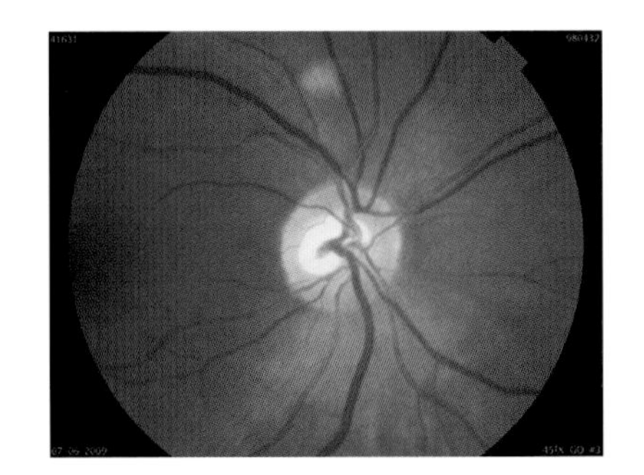

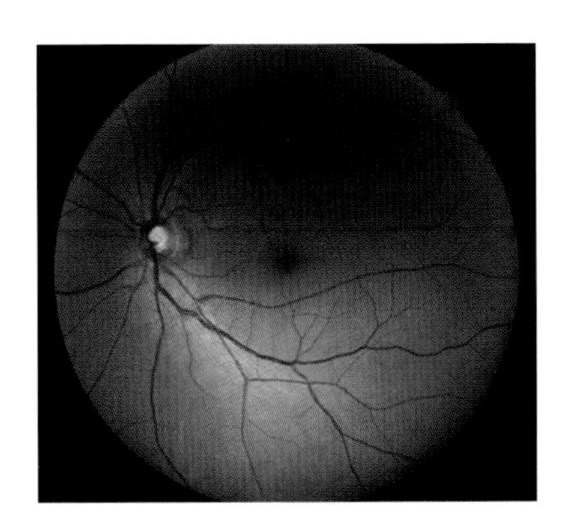

12. 視網膜色素上皮（retinal pigment epithelium）變化：長期觀察，如有變化，轉診視網膜專科或內科。

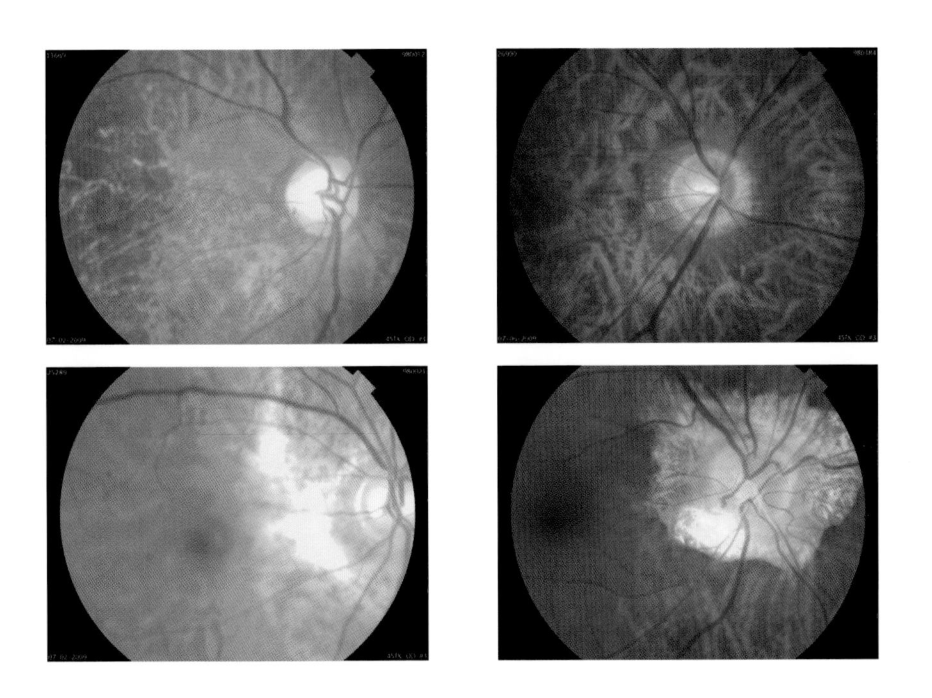

以上的結果適合各校視光系同學至外地做民眾眼睛篩檢時參考之用，如 2020 年在臺中一農場舉行的實地篩檢眼底攝影爲例：

1.已有手術

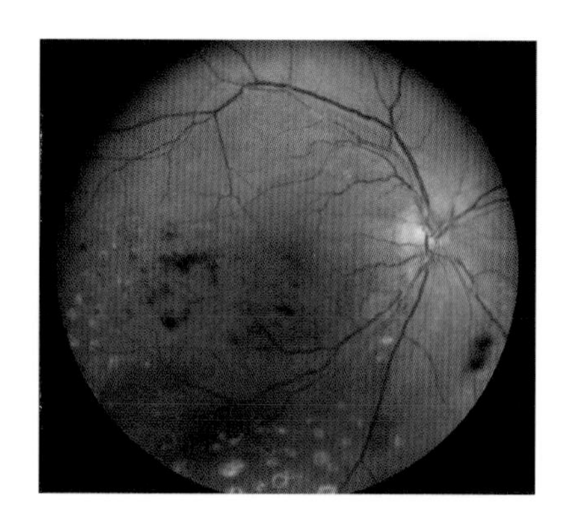

2.視杯擴大

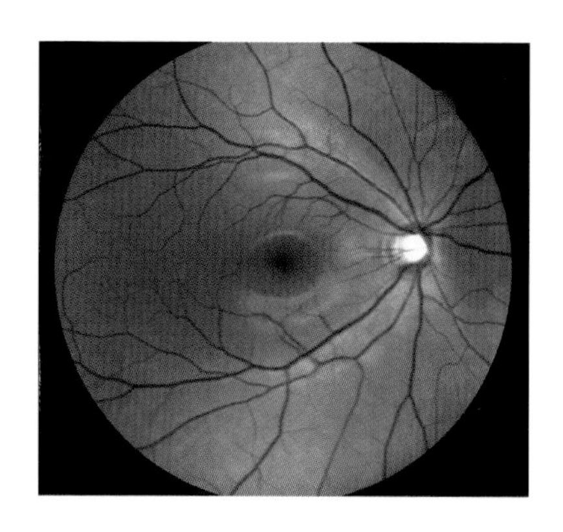

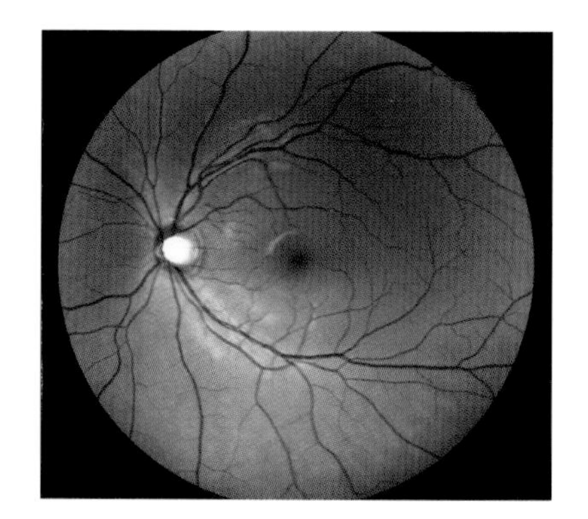

3.黃斑部退化（drusens）

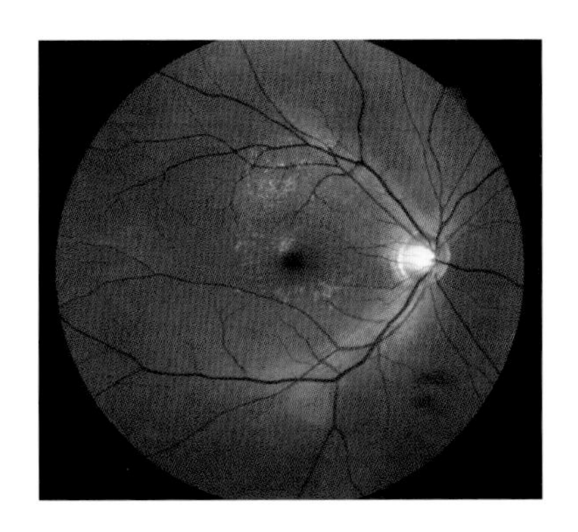

4.視盤變化

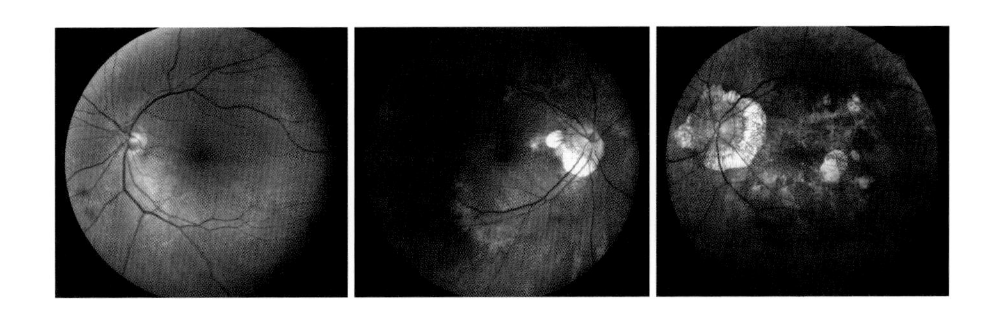

5.血管變化

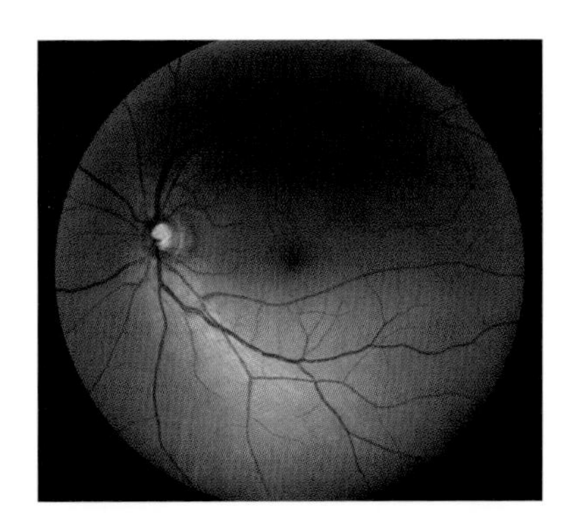

第 8 章　人工智慧 AI 視網膜顯像

人工智慧（AI, *artificial intelligence*）的定義爲何？約翰麥卡錫在 2004 年提供了以下定義[1]：「人工智慧是利用科學和工程製造的聰明機器，尤其是聰明的電腦程序。它使用計算機以理解人類智能類似的任務有關，但人工智能不必侷限於生物學的觀察方法。」

AI 又分強（strong）與弱（weak）兩種，弱人工智能一也稱爲狹義人工智能（ANI, artificial narrow intelligence）一是專注於執行特定任務的人工智能，例如 Apple 的 Siri、Amazon 的 Alexa、IBM Watson 和自動無人駕駛汽車。而強和超強人工智能比較近乎科幻小說，屬於科幻電影領域，即有自覺性的電腦，能思想、能解決問題、有情感，且與人腦一樣，但目前尚是紙上談兵。

電腦的學習需要大量的數據，眼科很獨特的能夠用來發展弱人工智能，因爲眼科常規的臨床作業中會產生大量數據，例如視力、眼壓和視杯 / 視盤比，以及來自眼底照相機、OCT 儀器和視野測試的輔助成像數據。應用上，AI 計算法可以應用於無數數據源（如書面文本、音頻、圖像、視頻），但最完美的應用範例是使用臨床圖像（如眼底圖）篩查和診斷疾病。迄今的研究已使用 AI 來篩查和診斷多種眼科疾病，例如糖尿病視網膜病變、老年性黃斑

---

1 https://homes.di.unimi.it/borghese/Teaching/AdvancedIntelligentSystems/Old/IntelligentSystems_2008_2009/Old/IntelligentSystems_2005_2006/Documents/Symbolic/04_McCarthy_whatisai.pdf

部病變、黃斑水腫、青光眼、圓錐角膜、LASIK 術後角膜擴張、早產兒視網膜病變和白內障。同時 AI 也被證明可用於預測各種眼科疾病的預後。以下以糖尿病視網膜病變（DR）與年齡性黃斑部退化（AMD）爲例：

大多數基於 AI 的糖尿病視網膜病變篩查項目，都專注於識別具有可轉診的糖尿病患者。2004 年的一項研究發現，眼科醫師在他們的判讀能力方面具有 73% 的敏感性（sensitivity）和 91% 的特異性（specificity）[2]。相比之下，2016 年，另一在 JAMA 上發表的新研究，表明僅使用眼底照片就可以有 97.5% 的靈敏度和 98.5% 的特異性識別應該轉診的 DR[3]。一項更大的研究在更多元化的多種族患者群體中驗證了使用其算法（algorithm）之敏感性和特異性高達 91% 和 92%[4]。値得注意的是，更適用於現實世界人群的更強大的算法，可以透過使用具有更多元化指標的數據組來產生，例如更多異質人群和各種眼底相機模式。其他研究表明，AI 在 DR 的各個階

---

2 Lawrence MG. The accuracy of digital-video retinal imaging to screen for diabetic retinopathy: An analysis of two digital-video retinal imaging systems using standard stereoscopic seven-field photography and dilated clinical examination as reference standards. Trans Am Ophthalmol Soc. 2004; 102: 321-340.

3 Gulshan V, Peng L, Coram M, et al. Development and validation of a deep learning algorithm for detection of diabetic retinopathy in retinal fundus photographs. JAMA. 2016; 316: 22: 2402-2410.

4 Ting DSW, Cheung CYL, Lim G, et al. Development and validation of a deep learning system for diabetic retinopathy and related eye diseases using retinal images from multiethnic populations with diabetes. JAMA. 2017; 318: 22: 2211-2223.

段之間也能進行層次與類型的分辨，例如輕度、中度或重度非增殖性 DR 和增殖性 DR。最後，有研究人員最近報告，僅以彩色眼底照片就能可靠的檢測出糖尿病黃斑水腫之存在[5]。

AMD 的篩查和診斷也一直是 AI 研究人員關注的焦點。使用眼底照片、OCT 或兩者的組合，已經能夠分辨正常以及有 AMD 病徵的患者，描繪病理性視網膜積液的區域，並對 AMD 的嚴重程度進行分級。也許比察覺疾病更有意思的是，AI 可以預測視網膜疾病患者的臨床結果。目前的發展如 AI 神經網絡能夠以 96% 的準確率，判讀彩色眼底照片來預測哪些糖尿病患者進行激光或手術干預。也有的 AI 算法使用 OCT 視網膜成像來預測是否需要治療，即在新生血管性 AMD 患者中注射抗 VEGF 劑，或者根據 OCT 的發現，結合人口統計學和遺傳因素來預測哪些患有中度 AMD 的眼睛，最有可能進展爲晚期疾病。雖然預測疾病進展對臨床醫師有很大的用處，但能預測眼病患者未來的視力，對臨床醫師和患者都極爲有益。在一項研究中，使用糖尿病黃斑水腫患者的 OCT 特徵，做爲基礎値和人口統計訊息，進行羅吉斯回歸分析，AI 可以可靠地預測注射雷珠單抗 ranibizumab 後一年內，平均改善 6.4 個字母、兩年內改善 6.81 個字母的視力[6]。而對於治療中的 AMD，使用 OCT

---

[5] Arcadu F, Benmansour F, Maunz A, et al. Deep learning predicts OCT measures of diabetic macular thickening from color fundus photographs. Investig Ophthalmol Vis Sci 2019; 60: 4: 852.

[6] Chen S-C, Chiu H-W, Chen C-C, Woung L-C, & Lo C-M. A novel machine learning algorithm to automatically predict visual outcomes in intravitreal ranibizumab-treated patients with diabetic macular edema. J Clin Med. 2018; 7: 12: 475.

圖像和臨床數據的單獨 AI 算法，可以預測患者一年內的視力改善，其平均為 8.6 個字母（即視力表上可以多看 8.6 字母）[7]。

雖然人工智能有很大的前瞻希望，但它並非沒有潛在風險。首先，是否 AI 會取代人力。例如，如果臨床醫師在不需要自己診斷疾病的情況下得到幫助，那麼他們可能會依賴該技術，並可能會失去或削弱他們的診斷能力。其次，儘管 AI 的診斷準確性令人印象深刻，但一些算法可能會導致疾病檢測的假陰性率，這意味著如果算法錯誤，將眼睛定位為無病或不需要進一步評估，這種假陰性在臨床上，可能對患者的視力造成災難性的影響，這點也突顯 AI 技術的持續改進和對其算法結果的適當解釋的必要性。再者，使用自動化 AI 篩查和診斷方面，獲得患者的信任可能不是很容易。有研究發現，雖有許多患者接受醫學 AI，但仍有一些患者不信任計算機輔助的診斷，而更喜歡自己到眼科實地就診[8]。

實用進展情況

目前有兩個 AI 系統已獲得美國 FDA 批准，用於自主檢測比輕度糖尿病視網膜病變更嚴重的狀況：IDx-DR（IDx, LLC, Coralville, Iowa, USA）和 EyeArt AI 篩查系統（EyeNuk, Inc）。兩者都允

---

7 Schmidt-erfurth U, Bogunovic H, Sadeghipour A, et al. Machine learning to analyze the prognostic value of current imaging biomarkers in neovascular age-related macular degeneration. Ophthalmol Retin. 2018; 2: 1: 24-30.

8 Keel S, Lee PY, Scheetz J, et al. Feasibility and patient acceptability of a novel artificial intelligence-based screening model for diabetic retinopathy at endocrinology outpatient services: A pilot study. Sci Rep 2018; 8: 1: 8-13.

許非眼科醫療保健人員篩查糖尿病患者是否存在糖尿病視網膜病變，並評估其嚴重程度是否需要眼科護理專家的介入。

1.IDx-DR（IDx, LLC, Coralville, Iowa, USA）

IDx-DR 是第一個不需假手醫師而進行疾病篩查的自主 AI 系統。IDx-DR 使用眼底攝像機來篩查糖尿病患者的眼底變化（DR）；它旨在提供第一輪 primary eye care 專業人員，用來識別是否需要轉診給眼科醫師的依據。值得注意的是，IDx-DR 算法並不報告糖尿病視網膜病變的存在與否，也不報告存在但不需要轉診的輕度 DR。IDx-DR 只讓 primary eye care 專業人員知道患者的 DR 是否應該被轉診給眼科醫師處理，這種可轉診 DR 標準相當於中度或更嚴重的非增殖性 DR。

2.EyeArt AI 篩查系統（EyeNuk, Inc）

EyeArt AI 篩查系統的算法，允許對已經威脅患者視力的 DR 進行二級分級，並具有專業者模式，允許眼科專業人員在 AI 模式外對 DR 的嚴重程度進行分級，然後將該分級與 AI 分級進行比較。如有不同，可使用第三方專業裁決（EyeScreen Human + AI Diagnostic Service）。

這兩種 AI 算法的臨床統計驗證結果，都顯示出良好的檢測和準確性，與威斯康辛（Wisconsin）大學眼底照片閱讀中心的評估結果相比，IDx-DR 在 900 名受試者的試驗中對輕度 DR（早期治療糖尿病視網膜病變研究（ETDRS）之 35 級或更高）有 87.2% 的敏感性和 90.7% 的特異性。EyeNuk 的產品 EyeArt 在 101,710 例的連續患者就診中，對於輕度以上非增殖性糖尿病視網膜病變

（NPDR）的敏感性爲 91.3%、特異性爲 91.1%。而與 EyePACS DR Telescreening[9] 程序中的認證影像分級相比，在就診的 6,353 例患者中，可轉診 DR——定義爲超過中度 NPDR（ETDRS 水平在 47 級或更高）或糖尿病黃斑水腫（DME）——敏感性爲 98.5%。

另一項即將出現的技術是 Notal Vision（Notal Vision Ltd，以色列特拉維夫）的家用 OCT 設備（見廠商供圖），該設備針對 DR 和 AMD 等滲出性視網膜疾病患者進行觀察。Notal 的家用 OCT 機器，旨在供高危患者使用，並且可以自主檢測，隨著新液體的積累而發生的視網膜形態變化。如果檢測到這種疾病惡化，則會直接聯繫患者的眼科醫師。Notal 在 2018 年獲得了 FDA 的「突破性設備」指定，目前還在繼續發展中。

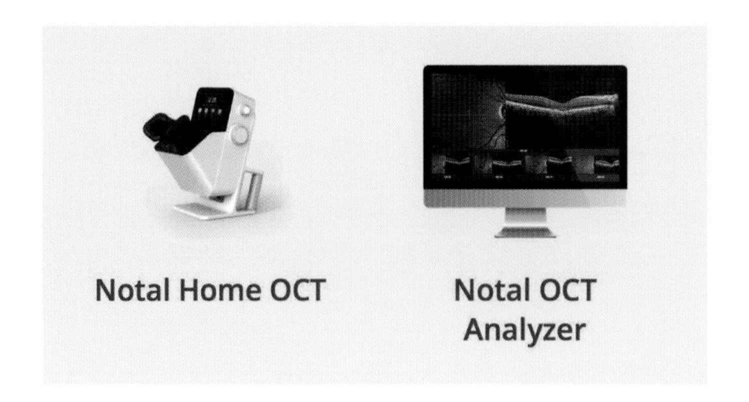

結論

AI 的發展是有點神祕，因爲其演算法並不是顯而易見的臨床

9 https://www.ncbi.nlm.nih.gov/pmc/articles/PMC2769884/

結論。AI 背後的「思維過程」不能深入了解會導致「黑箱」問題，也就是臨床醫師只能盲目地信任 AI 系統，而無法評估計算機程序使用指標的價值。話又說回來，眼科使用 AI 輔助篩查、診斷和預測眼科疾病已經成爲可能。眼科特定的 AI 進步將增加患者獲得臨床篩查和診斷的機會，並降低醫療保健成本，尤其是應用於高風險人群、低資源社區或與遠程醫療計畫之際。

此法對臺灣視光界的影響不明，但值得注意。眼底攝影後交給 AI 判讀（如上述）效果甚佳，適合用於處理新陳代謝疾病盛行的地區，在驗光師執業重點以 primary eye care 的情況之下有很大的貢獻，但是先要釐清是否超出驗光師證照允許的執業範圍。

致謝

感謝中山醫學大學視光學系師生的民眾篩檢計畫，以及臺灣低視能防盲學會會員許明木醫師、林芮安醫師、尤誌君醫師、謝錫寶驗光師、蘇淑惠驗光師、吳承臻驗光師、葉志偉驗光師、林鴻雋驗光師、蘇品綱驗光師、劉宜穎驗光師、連政炘驗光師、林則豪驗光師提供本書部分眼底照片。又，Dr Tan Hui Boon、Dr Lai Yoon Kee、檳榔嶼開山王廟主席林順興、吳榮章醫師及 Dr Mark Cassandra 提供部分資料，謹此一併致謝。

國家圖書館出版品預行編目資料

臨床視網膜疾病學／鄭宏銘，鄭靜瑩，佐々木洋著. -- 初版. -- 臺北市：五南圖書出版股份有限公司，2022.06
面；　公分
ISBN 978-626-317-854-0（平裝）

1.CST: 視網膜疾病

416.73　　111007448

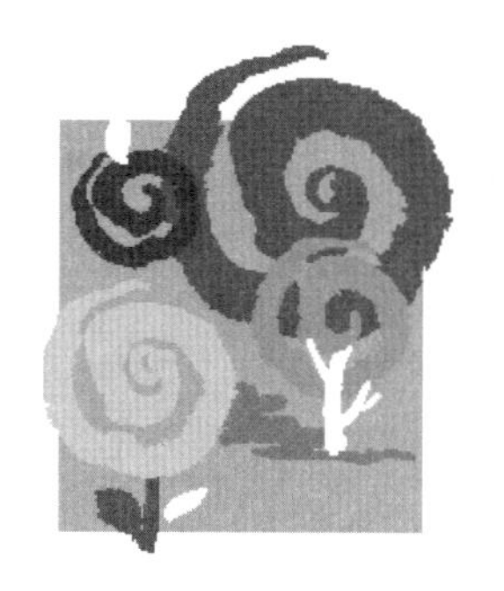

5J0G

臨床視網膜疾病學

作　　者 — 鄭宏銘（384.5）、鄭靜瑩、佐々木洋
發 行 人 — 楊榮川
總 經 理 — 楊士清
總 編 輯 — 楊秀麗
副總編輯 — 王俐文
責任編輯 — 金明芬
封面設計 — 姚孝慈
出 版 者 — 五南圖書出版股份有限公司
地　　址：106台北市大安區和平東路二段339號4樓
電　　話：(02)2705-5066　　傳　　真：(02)2706-6100
網　　址：https://www.wunan.com.tw
電子郵件：wunan@wunan.com.tw
劃撥帳號：01068953
戶　　名：五南圖書出版股份有限公司

法律顧問　林勝安律師事務所　林勝安律師

出版日期　2022年6月初版一刷
定　　價　新臺幣500元

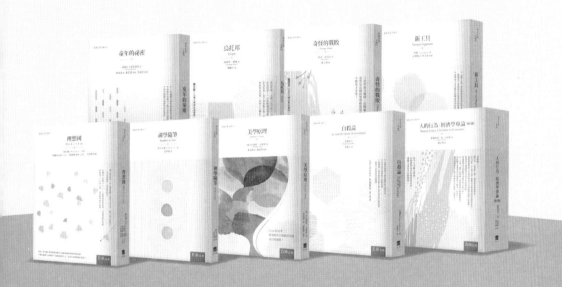